LE
TRAITEMENT DES PLAIES DU CRANE

PAR

PROJECTILES DE GUERRE

Par M. le Dr

Pol CORYLLOS (de Paris),

Ancien Interne en Chirurgie des Hôpitaux de Paris, Médecin aide-major
Chirurgien de l'Hôpital de Savonnières-devant-Bar. (Meuse).

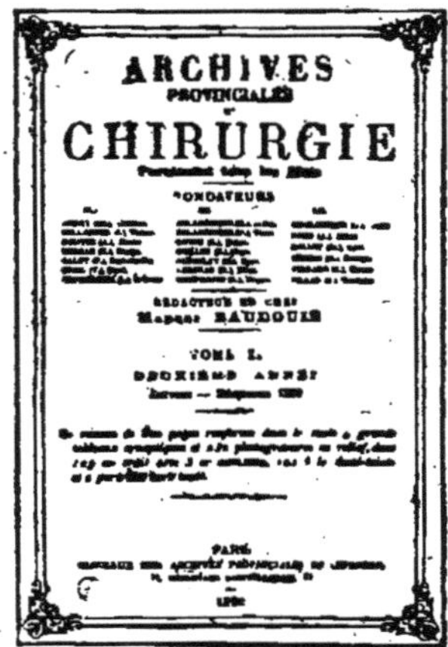

TIRÉ A PART DES *Archives provinciales de Chirurgie.*
Dans les numéros de Juin, Juillet et Août 1915.

ADMINISTRATION
IMPRIMERIE
12, Place des Jacobins, 12
LE MANS (Sarthe

RÉDACTION :
Adresser tout ce qui concerne
la Rédaction :
à M. le Dr MARCEL BAUDOUIN
21, rue Linné, PARIS, Vᵉ

1915

LE TRAITEMENT DES PLAIES DU CRANE [1]

par projectiles de Guerre.

PAR M. LE DOCTEUR

Pol CORYLLOS (de Paris).

Ancien Interne en Chirurgie des Hôpitaux de Paris, Médecin aide-major
Chirurgien de l'Hôpital de Savonnières-devant-Bar (Meuse).

La question du traitement des plaies du crâne par arme à feu [2] a divisé et divise encore les chirurgiens en deux camps : celui des interventionnistes et celui des abstentionnistes. Cette division s'accentue encore davantage, lorsqu'il s'agit de coups de feu du crâne par projectiles de guerre.

La question est d'une extrême importance, d'autant plus que les opinions adverses sont soutenues par des chirurgiens de grand mérite, et dont l'expérience et la valeur scientifique et chirurgicale sont hors de conteste. Les chirurgiens militaires ne sont pas non plus d'accord sur cette question; et l'expérience des dernières guerres (Anglo-Boër, Russo-Japonaise, guerres Balkaniques) ne paraît pas avoir tranché complètement le différend.

Ayant suivi de près les deux guerres balkaniques [3] et ayant eu à soigner pendant 14 mois plusieurs milliers de blessés, tant dans les formations sanitaires de l'avant pendant les deux campagnes que dans les hôpitaux de l'arrière durant les quatre mois qui se sont écoulés entre ces deux campagnes, j'ai pu me faire une opinion personnelle. *Je suis d'avis qu'il faut intervenir dans la presque totalité des cas de plaies du crâne par coup de feu et intervenir le plus tôt possible après le traumatisme.*

J'essayerai d'exposer les raisons qui m'ont convaincu que l'intervention primitive est le procédé de choix dans les plaies qui nous occupent. Je discuterai en même temps la valeur des arguments des abstentionnistes, pour montrer qu'ils ne résistent pas à un examen serré.

Mais, entre les deux camps adverses, se place un certain nombre de chirurgiens — civils pour la plupart, ayant ou non participé à la guerre — qui, tout en admettant l'utilité et la nécessité même de l'intervention précoce, la déclarent impossible à mettre en pratique, les formations sanitaires de l'avant ne pouvant pas disposer, — à leur avis, — des moyens nécessaires et indispensables pour mener à bon terme des opérations délicates comme les trépanations.

[1] D'après : *La Trépanation immédiate*, etc. — Thèse de Doctorat, Paris, 1914, in-8°, 324 pages, 62 figures et dessins.

[2] Observations recueillies pendant la Guerre des Balkans : Ambulance du Grand Quartier général de l'Armée Hellénique et Hôpitaux militaires de Salonique.

[3] Cet article a été rédigé avant le début de la guerre actuelle.

CORYLLOS

Sur ce point non plus, je ne puis partager leur opinion, et, me plaçant sur le terrain de la chirurgie exclusivement militaire, je veux essayer d'en donner les raisons.

J'étudierai successivement les questions suivantes :

1° Faut-il intervenir d'urgence dans les cas de plaies du crâne par coup de feu ou faut-il s'abstenir ?

2° Faut-il intervenir largement sur les plaies du crâne dans les formations sanitaires de l'avant, ou se contenter d'une simple toilette de la plaie et évacuer les blessés le plus tôt possible ?

3° Est-il possible de rendre les ambulances de l'avant aptes à remplir les conditions nécessaires à ces interventions ?

4° Quelle est la meilleure technique à suivre dans ces opérations ?

1° Faut-il intervenir d'urgence dans les cas de plaies du crâne par coup de feu ou faut-il s'abstenir ?

En chirurgie civile, l'accord est à peu près fait sur cette question. « Je crois pouvoir avancer, sans me tromper, dit Auvray dans son remarquable article sur les maladies du crâne et de l'encéphale (1), que tous les chirurgiens se sont à peu près ralliés à l'intervention et les abstentionnistes sont aujourd'hui l'exception. »

La question semble ainsi résolue par l'affirmative et il semblerait superflu de la prolonger davantage, car il n'y a pas de raison pour traiter autrement les plaies par projectiles civils et les plaies par projectiles de guerre ! Est-ce que, par hasard, si en temps de paix, on conduisait à un chirurgien, partisan de l'intervention précoce, un blessé atteint par un projectile de fusil Lebel, il s'abstiendrait, parce qu'il s'agit de projectile de guerre ? La différence entre ces deux projectiles réside en ce que ceux des fusils de guerre produisent des lésions plus considérables, des esquilles plus nombreuses, etc. Alors, si la mort n'est pas survenue, et, si grâce à la direction et au siège de la plaie, le traumatisme n'a pas été mortel, il n'y a, croyons-nous, que plus de raisons à nous décider à intervenir.

Car, en somme, quels sont les objectifs du chirurgien dans ces cas ? Ils ne peuvent être que quatre :

1° L'arrêt de l'hémorragie ;

2° L'ablation des esquilles qui irritent le cerveau ;

3° La toilette et le nettoyage de la plaie, afin d'éviter l'éclosion des complications infectieuses ;

4° L'ouverture et le drainage d'un abcès cérébral, si la plaie est infectée.

(1) LE DENTU et P. DELBET. — *Nouveau Traité de Chirurgie.* — T. XIII, Baillière et fils, Paris, 1909, p. 140.

Poser la question de cette façon semblerait la résoudre. Pourtant, il n'en est rien. Qu'on me permette de citer les opinions d'un certain nombre de chirurgiens modernes.

A. Fraenkel (1), qui a dirigé une ambulance à Sophia pendant la guerre Turco-Bulgare, prend nettement position en faveur de l'abstention, surtout quand il s'agit de *plaies tangentielles du crâne avec fracture.*

« C'était autrefois, dit-il, un axiome admis par tous, que les blessures du crâne commandent l'abstention rigoureuse dans les formations sanitaires de l'avant; malheureusement, sous l'influence des chirurgiens anglais, qui, au Transwaal, avaient pris le parti de débrider de suite, même dans les postes de secours, d'enlever les esquilles et d'arrêter l'hémorragie, cette conduite avait trouvé des partisans; et des hommes, comme v. Manteufel, Hildebrand, se sont laissés séduire par le débridement immédiat des plaies tangentielles du crâne. Or, j'ai observé à Sophia toute une série de fractures tangentielles, qui ont admirablement guéri spontanément, sans qu'on ait fait le moindre débridement; et la présence de cicatrices déprimées adhérentes au pourtour osseux montre bien qu'il s'agissait dans ces cas non pas des plaies du cuir chevelu, mais bel et bien des fractures tangentielles des os du crâne. »

L'auteur ajoute plus loin :

« Quelques-uns de ces blessés font incontestablement des complications tardives, qui obligent à intervenir; et souvent j'ai été amené à pratiquer de ces interventions et à ENLEVER DES ESQUILLES OSSEUSES TROUVÉES EN PLEIN FOYER DE SUPPURATION CÉRÉBRALE; MAIS CELA N'EMPÊCHE QU'UNE INTERVENTION EUT ÉTÉ FATALEMENT SUIVIE D'ACCIDENTS INFECTIEUX QUI AURAIENT QUAND MÊME COMMANDÉ L'INTERVENTION TARDIVE ». — « D'ailleurs, dit-il plus loin, le débridement avec ablation d'esquilles peut avoir une gravité immédiate considérable »; et il cite à l'appui, « le cas d'un blessé avec coup de feu tangentiel de la protubérance occipitale, avec troubles de la marche tels qu'on a dû intervenir. Après débridement, on trouva une fracture tangentielle typique avec esquilles nombreuses, dont une détachée de la table interne était tellement unie aux parois du sinus longitudinal supérieur que, malgré le grand soin qu'on avait et les précautions les plus minutieuses, la paroi du sinus céda, d'où une hémorragie considérable qu'on eut beaucoup de peine à tarir. », « **On se figure, dit-il, quel aurait été le sort de ce blessé, si pareil accident était survenu au cours d'un débridement fait dans une formation sanitaire de l'avant** ». — « Donc, conclut-il, **pansement occlusif et point de débridement : telle doit être la doctrine dans les formations sanitaires de l'avant** ».

J'ai tenu à reproduire presque textuellement la communication de

(1) A. FRAENKEL. — Société impériale Allemande des Médecins de Vienne. In *Revue de Chir.*, 1913, 2ᵉ sem., p. 146 et 147.

Fraenkel, car on ne peut pas développer plus clairement qu'il le fait, et plus nettement, la thèse et les arguments des abstentionnistes.

Pour ma part, j'avoue que je suis très étonné qu'un chirurgien, dont la bonne foi ne peut pas être mise en doute, puisse arriver à des conclusions analogues. Comment peut-on émettre cet aphorisme qu'*une intervention précoce avec ablation des esquilles eût fatalement été suivie d'accidents infectieux qui auraient quand même commandé l'intervention tardive!* Et comment peut-il, lui, chirurgien consommé, proscrire les débridements précoces, de peur d'accidents, comme l'ouverture du sinus longitudinal ?

Mais nous ne croyons pas que ce soit là un accident si grave. En 1888, déjà, notre maître, M. le Pr Reclus, à qui pareil accident est arrivé au cours d'une large trépanation pour épilepsie jacksonienne, dit, à ce propos, dans sa communication : « Au cours de ces manœuvres, le sinus longitudinal fut ouvert ; l'accident n'eut pas d'importance ; il suffit en effet du doigt d'un aide pour mettre sans peine un terme à l'écoulement sanguin » (1).

Et il faut remarquer que cette condamnation de l'intervention précoce, prononcée par Fraenkel, est faite à propos des plaies tangentielles avec fracture du crâne, c'est-à-dire pour celles exactement où l'indication d'intervention urgente est presque universellement admise.

Quelles sont les raisons qui ont amené Fraenkel à cette conclusion ?

Nous croyons les trouver tout simplement dans les conditions dans lesquelles il était placé. Qu'il nous suffise pour cela de rappeler qu'il se trouvait à Sophia, c'est-à-dire à une distance de plusieurs jours du théâtre de la guerre. Il importe, par conséquent, au premier chef, de savoir comment se faisait le service de l'avant, et ensuite dans quelles conditions se faisait le transport des blessés dans l'armée bulgare. De cette façon seulement, nous pourrons savoir quel était le matériel qui arrivait à Fraenkel.

Or, il est difficile de se faire une idée de l'état lamentable dans lequel se trouvait le Service de santé de l'avant dans l'armée bulgare ! Tout simplement, il n'existait pas. Et, pour qu'on ne puisse pas me taxer de partialité, je reproduis quelques passages de la très vivante description qu'en a donnée mon collègue, Henyer, qui a dirigé un hôpital auxiliaire à Philippopoli (2).

(1) P. RECLUS. — *Bull. et Mém. de la Société de Chir.*, 1888, p. 544. (Discussion avec Lucas-Championnière). Séance du 27 juin.

(2) HEUYER. — Un Hôpital auxiliaire à Philippopoli. — *Le Caducée*, 1913, p. 104 109.

« Sur les champs de bataille, on peut dire que seuls reçurent des soins, les blessés qui ont pu d'eux-mêmes se relever et gagner par leurs propres moyens l'ambulance la plus proche. *Parmi tous ceux que nous avons vus et que nous avons interrogés, aucun ne fut relevé par des brancardiers...* Le plus souvent, les blessés ignoraient la position exacte de l'ambulance et les « feldchers » (infirmiers) qui pouvaient donner les premiers soins étaient à 2 ou 3 kilomètres des premières lignes, quelquefois plus loin encore... Tous ceux qui étaient gravement blessés restaient sur place. Il était interdit aux combattants valides de retourner en arrière pour porter à l'ambulance les blessés qu'on ne venait point chercher... Dans presque tous les cas, on peut dire que tout blessé incapable de se mouvoir n'était point pansé. Or, pendant six semaines, au cours des hostilités, la pluie tomba sans cesse. Les routes de la Macédoine ne sont guère que des chemins, souvent des pistes ; et la pluie les transforme en fondrières. C'est ainsi que les blessés qui ne pouvaient pas marcher mouraient sans soins, à demi enfouis dans la boue... La mortalité *secondaire* fut énorme. A Bunar Issar, il y eut 4.000 BLESSÉS : 1.000 à PEINE PURENT ÊTRE ÉVACUÉS ET SAUVÉS ».

Voilà pour le relèvement des blessés et les premiers soins. On est bien étonné que, dans ces conditions, des plaies du crâne aient pu survivre! Mais, ce n'est pas tout ; il reste encore à voir comment se faisait le service dans les ambulances de l'avant et l'évacuation. Nous citons toujours Heuyer :

« Aux ambulances, faute de médecins, les premiers soins étaient donnés par des infirmiers — feldchers — qui ne comprenaient pas toujours de la meilleure façon la nature des soins qu'ils devaient donner.

« Quant à l'évacuation des blessés, elle fut déplorablement organisée... Les blessés de Loulé-Burgas et de Tchataldja et de tous les autres combats de Macédoine furent ramenés dans les voitures à buffles ; il ne s'agissait pas d'ailleurs d'ambulances, mais de chariots longs et étroits, souvent à **roues polygonales** et que recouvraient une bâche. Couchés dans la paille, les blessés étaient au nombre de 4 ou 5 par voiture ; par des chemins défoncés, sous la pluie, la longue théorie des chariots s'avançait lentement, à travers les plaines de Macédoine ; et les blessés, ravitaillés en chemin, mais NON PANSÉS, devaient attendre 5 ou 6 jours, parfois plus, avant d'arriver à la plus prochaine station de chemin de fer. Quelque-uns d'entre eux nous ont dit avoir voyagé pendant 12 et 15 jours. Je laisse penser les ravages que la suppuration a pu faire chez ces hommes blessés, fatigués et débilités. Dans d'autres cas même, — traversée du Rhodope, — le transport se fit à dos d'homme ! Et, pourtant, les trains ne s'arrêtaient pas à Philippopoli où les ambulances étrangères étaient presque vides.

« Ils allaient plus loin ; et les trains militaires mettaient SOUVENT PLUS de 24 HEURES POUR ALLER DE MUSTAPHA-PACHA A SOFIA ! Plusieurs mouraient dans le train. D'ailleurs, aucun médecin n'accompagnait les trains des blessés... Dès le début de la guerre, l'état-major bulgare avait décidé *que chaque blessé serait évacué systématiquément*, QUELLE QUE FUT SA BLESSURE, *vers son pays d'origine...* Nous N'AVONS VU AUCUNE PLAIE ABDOMINALE; on peut dire que tous les blessés atteints de plaies de l'abdomen sont restés sur le champ de bataille .. De même nous ne vîmes que CINQ PLAIES DU CRANE (parmi 350 blessés !), dont deux moururent rapidement, l'un par méningo-encéphalite, et l'autre, dont la plaie était gangrénée, par hémorrhagie secondaire ».

D'après cette description, on est fixé sur l'importance que peut avoir la polémique du Dr Fraenkel contre les interventions précoces dans les plaies du crâne. Car, pour que ces blessés du crâne aient pu arriver à Sophia après tant de péripéties, et même avec des abcès cérébraux, il a vraiment fallu qu'ils aient eu le crâne singulièrement solide !

Evidemment, la question de l'intervention dans les ambulances de l'avant ne se poserait pas si l'on pouvait très rapidement, en moins de 12 heures, transporter les blessés, par des moyens de transport *ad hoc* à des hôpitaux de l'arrière, comme le conseille le docteur Maistrian (1). Mais nous ne partageons pas l'avis de l'ancien médecin principal Dr A.-H. Follenfant, qui croit que l'ambulance doit cesser d'être un organe de traitement pour devenir une formation de transport (2).

Quant à la question de savoir si ces opérations doivent avoir lieu dans les formations de l'avant (des ambulances immobilisées de l'avant) ou dans les hôpitaux de l'arrière, cela dépend entièrement de leur distance du champ de bataille, des moyens de transport, de l'état des routes, etc. Nous nous en occuperons plus loin.

Ce qui nous importe, dans ce chapitre, c'est de savoir si l'intervention précoce, si la trépanation primitive dans les plaies du crâne par projectile de guerre, doit être admise ou non.

En matière de chirurgie de guerre, on a l'habitude de dire que ce sont les chirurgiens anglais de la guerre de Transwaal qui se sont fait les premiers défenseurs de l'intervention primitive, après avoir eu de nombreux désastres, dus à l'abstention opératoire et l'application simple d'un pansement occlusif. Cela n'est vrai qu'en partie, car déjà, bien avant, les chirurgiens français avaient préconisé cette méthode.

Treves et *Clinton Dent*, en conseillant d'après leur expérience de la guerre Sud-Africaine la nécessité de la *trépanation primitive* avec ablation large des fragments, n'ont fait que répéter ce que, depuis

---

(1) D. MAISTRIAN. — *Arch. de Méd. Belges*, avril 1913.
(2) A.-H. FOLLENFANT. — *Etudes sur le service de santé en campagne*. — Paris, Chapelot, 1910.

1880, avec Lucas-Championnière, Quénu et Gérard-Marchand, préconise la chirurgie française.

Durant les guerres Gréco-Turque et Gréco-Bulgare, je me suis souvent trouvé en désaccord avec des confrères partisans de l'abstention systématique de toute intervention précoce dans les plaies du crâne ; ils ont souvent invoqué à l'appui de leur thèse des avis isolés, et plus particulièrement, des chirurgiens allemands. Connaissant ainsi maintenant par ma propre expérience combien cette équivoque est désastreuse pour les blessés, j'ai tenu à reprendre à fond cette question et me suis livré à ce sujet à des recherches bibliographiques aussi étendues que je l'ai pu.

Avant d'étudier l'évolution de nos idées chirurgicales sur cette question depuis 1886, je crois utile de donner les opinions de certains chirurgiens qui ont eu l'occasion de soigner des blessés de guerre.

Matignon dit, dans son excellent travail, en relatant ce qu'on faisait dans la guerre Russo-Japonaise : « Les médecins japonais préconisent (dans les plaies du crâne) l'ablation de toutes les esquilles. Ils recommandent de donner du jour, beaucoup de jour même, ce que faisaient aussi les chirurgiens russes, par des incisions larges sur le trajet du projectile, réunissant les orifices d'entrée et de sortie. A la pince coupante, on régularise les anfractuosités osseuses. Ces larges ouvertures par lesquelles passaient les hernies cérébrales étaient considérées comme le meilleur moyen de prévenir la formation d'abcès du cerveau, complication la plus fréquente et cause la plus importante des décès ».

Hildebrand conseille également l'intervention aussi précoce que possible dans les plaies du crâne par coup de feu.

OEttingen (1) pose la question très nettement : « *Devons-nous intervenir ou devons-nous nous abstenir ?* Or, dit-il, il est très intéressant de remarquer que les très gravement blessés du crâne meurent d'habitude dans les premières 48 heures, depuis leur admission dans l'ambulance ; ceux qui meurent plus tard périssent tous par l'infection de la plaie. Mais le seul moyen de lutter contre l'infection est l'intervention précoce et l'ablation des esquilles et d'autres corps étrangers septiques, et le drainage de la plaie. Nous n'avons pas d'autres armes contre l'infection. D'ailleurs, les statistiques montrent que dans les cas trépanés primitivement la mortalité est de 14 à 20 0/0 ; tandis qu'après l'infection, dans les trépanations secondaires, nous avons 50 à 60 0/0 de mortalité ». Ces chiffres ont leur éloquence.

(1) OETTINGEN. — *Leitfaden der practischen Kriegschirurgie.* — Leipzig, 1909, p. 195.

Holbeck (1), qui a suivi 485 cas de plaies du crâne par coup de feu dans la guerre Russo-Japonaise, arrive aux mêmes conclusions.

Nous pourrions citer encore de nombreux auteurs contemporains.

Mais nous avons hâte de montrer ce que les chirurgiens français pensaient sur cette question, et déjà très longtemps avant les dernières guerres.

Quénu (2) communique en 1888 à la Société de Chirurgie un rapport qui a pour titre : *De la trépanation préventive dans les fractures du crâne avec plaie.*

Il attribue les bons résultats qu'il a obtenus chez ses deux malades, à ce qu'il les a opérés *le plus près possible de l'accident.*

Il cite, à cette occasion, un certain nombre de cas opérés dans les mêmes conditions avec succès.

Drew (3) attribue également les bons résultats à ce fait que ces deux malades ont été trépanés immédiatement.

Albert (de Vienne) et *Bergmann* (de Berlin) admettent également qu'« il faut faire la trépanation primitive dans le but de désinfecter le foyer du traumatisme ».

Boekel comptait 9 succès sur 9 trépanations primitives.

Schramm (de Breslau) comptait 21 succès sur 25 trépanations primitives, soit 8 0/0 de mortalité, tandis que sa mortalité a été de 3 cas sur 5 pour des trépanations secondaires, et celle de Boekel a été de 16 0/0. On est bien loin, ajoute M. Quénu, de la fameuse statistique de *Blumm*, si souvent invoquée par les abstentionnistes et dans laquelle la mortalité était de près de 56 0/0 dans les cas de trépanations primitives et seulement de 39 0/0 dans les cas de trépanations secondaires. De même, d'après *Seydel* (Munich, 1886), la mortalité qui était de 43 0/0 dans la trépanation primitive avant l'antisepsie est tombée depuis à 8 0/0 ; *mais elle reste à 30 0/0 pour la trépanation secondaire.*

Quénu conclut en ces termes :

« Il ressort, pour moi, de la lecture des observations et des statistiques, que les malades qui succombent à des plaies du crâne succombent à des accidents d'infection aiguë ou chronique *et j'en conclus qu'il faut trépaner immédiatement* ».

(1) HOLBECK. — *O wojeno-polewyck rareniach tscherpera.* Doprat, 1911. — Wann und wie sollen wir Schadelschüsse operieren. *Saint-Petersbourg Wochenschr.,* 1911, Nr. 48.

(2) QUÉNU. — *Bull. et Mém. de la Société de Chir.,* 1888, séance du 27 juin, p. 546-552.

(3) DREW. — *Lancet,* 1888.

Hache (1) (de Beyrouth) communique l'observation d'un manœuvre de 30 ans, qui présenta des signes d'infection cérébrale, 24 heures après une plaie du crâne. Il a été trépané et il a guéri. Ce fait vient, dit-il, à l'appui de ceux qui préconisent la trépanation préventive.

Le *médecin principal de l'armée Claudot* (2) trépana un soldat, ayant eu une plaie du crâne, *quatre heures après son traumatisme*; le malade guérit. Routier, en rapportant cette observation, conclut qu' « il n'est pas douteux que ce blessé, dans d'autres conditions, *même avec un bon pansement aseptique sur sa plaie*, n'eut succombé soit du fait de son hémorragie, soit du fait de sa fracture ».

Lucas-Championnière (3) en 1893, à propos d'un blessé du crâne qu'il a dû réopérer 25 jours après une première opération insuffisante, émet de nouveau le vœu que les plaies du crâne soient opérées aussi près que possible de la production de l'accident.

Chupin, médecin-major à l'hôpital militaire, communique en 1894 le cas d'une plaie pénétrante du crâne par coup de feu, trépané préventivement quelques heures après l'accident, et guéri sans le moindre accident. Il est intéressant à ce propos de citer textuellement quelques passages du rapport de *Chauvel* (4), car, aujourd'hui même, la question n'aurait pas pu être mieux posée.

« En présence d'un coup de feu récent de la voûte crânienne avec fracture et enfoncement, sans troubles de la sensibilité et de motilité, sans perte de connaissance, sans fièvre, le chirurgien doit-il intervenir immédiatement? Doit-il, pour ouvrir le crâne, attendre l'apparition d'accidents ?

Il répond qu'on doit intervenir. Il rappelle à ce propos un cas de Sédillot, de Strasbourg, en tous points semblable à celui de Chupin. Sédillot a hésité pendant quelques jours et n'intervint qu'après l'éclosion des accidents. Mais il était trop tard et le malade succomba.

« Aujourd'hui, dit Chauvel, je n'hésiterais pas à intervenir immédiatement ».

Cette observation a été le point de départ d'une longue et très instructive discussion sur la conduite à tenir dans les plaies pénétrantes du crâne par coup de feu. Y ont pris part: Delorme, Gérard-Marchand, Quénu, Terrier, Reclus, Verneuil, Ollier, etc. Cette discussion nous

---

(1) Hache. — *Bull. et Mém. de la Société de Chirur.*, séance 10 juillet 1890, p. 537 539.

(2) Claudot. — Rapport Routier. — *Bull. et Mém. de la Soc. de Chir.*, séance du 31 déc. 1890, p. 825-827.

(3) Lucas-Championnière. — *Bull. et Mém. de la Soc. de Chir.*, 1893, p. 379.

(4) Chauvel. — Rapport Obs. Chupin. *Bull. et Mém. de la Soc. de Chir.*, 1894, séance du 10 janvier, p. 60.

permet de nous faire une idée précise de l'état de la question à cette époque.

Gérard-Marchand (1) « est partisan de la trépanation préventive et immédiate, dès que le diagnostic de plaie pénétrante du crâne est posé ». Mais, ajoute-t-il, « il faut proscrire toute manœuvre pour la recherche du projectile, lorsqu'on ne le trouve *immédiatement* et *facilement* ».

Berger (2) amorce la discussion en émettant le vœu qu'on s'abstienne de toute manœuvre ayant pour but la recherche du projectile dans les plaies du crâne par balle de revolver de petit calibre.

Quénu (3) formule les règles suivantes : « 1° une opération qui ne s'adresse qu'au crâne et n'est suivie d'aucune exploration dans la substance cérébrale, est une opération absolument inoffensive ; 2° toute contamination, même légère, d'une plaie crânienne crée un danger immédiat possible et reste comme une menace pour l'avenir ; il n'y a vraiment aucune raison d'attendre que la méningo-encéphalite soit venue pour trépaner, pas plus qu'il n'y a de raison d'attendre la septicémie pour débrider et nettoyer une fracture compliquée de plaie quelconque par plaie directe ».

Delorme (4), se rapportant à ses recherches expérimentales, se déclare partisan de la trépanation préventive pour éviter l'infection de la plaie, dans les cas où l'orifice d'entrée du projectile est petit, mais déconseille le sondage de la plaie pour la recherche de la balle.

Notre maître, *M. Reclus* (5), pose la question avec une remarquable précision.

« *Je me déclare*, dit-il *interventionniste convaincu*, toutes les fois que le cuir chevelu est déchiré, le crâne est ouvert, les méninges et le cerveau sont au contact de ce foyer traumatique et l'inoculation est menaçante : je débride alors la plaie, j'enlève les esquilles, j'applique le trépan, s'il y a lieu, pour pénétrer dans toutes les anfractuosités et je ne m'arrête que lorsque je suis sûr d'une désinfection parfaite de la plaie ; je considère, en effet cette intervention comme n'ayant aucune gravité par elle-même ; en tout cas, elle ne saurait être mise en balance avec les dangers que ferait courir l'inoculation avec des germes venus du dehors. *Je crois qu'ici, à la Société de Chirurgie, l'unanimité est faite sur ce sujet* ».

« Dans le cas d'entraînement d'esquilles osseuses avec compression de la substance cérébrale, ou déchirure d'un vaisseau et hémorragie, il faut encore intervenir.

(1) GÉRARD-MARCHAND. — *Bull. et Mém. de la Soc. de Chir.*, 1894, p. 65.
(2) BERGER. — *Ibidem*, p. 78.
(3) QUÉNU. — *Ibidem*, p. 177.
(4) DELORME. — *Ibidem*, p. 181-189.
(5) RECLUS. — *Ibidem*, p. 189.

« Mais quand il n'y a ni danger de contamination, ni esquilles, ni épanchement sanguin, il vaut mieux s'abstenir ».

Il est vraiment impossible de mieux exposer cette question délicate. Elle est absolument et intégralement applicable sur les plaies par projectiles de guerre. Les plaies par balles de fusil moderne, de petit diamètre et tirées d'une distance de 2.000 à 3.000 mètres (zone de perforation), à orifices d'entrée et de sortie infiniment petits, peuvent prêter à discussion. Au contraire, il faut trépaner dans les plaies par shrapnell ou par balles tirées à courte distance.

Monod (1) se basant sur les statistiques de *Andrews* (2), *Walthon* (3), *Bradford et Schmidt* (4), émet les conclusions suivantes :

« 1° Que *plus de la moitié* des blessés par coup de feu meurent;

« 2° Que parmi les survivants, *plus d'un tiers* conservent le projectile dans la cavité crânienne ;

« 3° Que chez ceux-ci, les accidents consécutifs surviennent au moins *dans la moitié des cas* entraînant la mort dans plus de la moitié ;

« 4° L'intervention opératoire guérirait plus de la moitié ;

« 5° Quand rien n'est tenté, il *n'en guérit pas plus d'un quart* ».

D'où il faut préférer l'intervention préventive à l'expectative.

Le Dentu (5) soulève, en passant, la question des plaies par projectiles de guerre. « La vitesse de pénétration de ces derniers, dit-il, les dégâts effroyables qu'ils occasionnent sont des circonstances trop propres à rendre stérile toute tentative d'intervention. Néanmoins, comme un coup de feu tiré d'une grande distance pourra ne produire que des lésions auxquelles donnerait lieu une arme moins meurtrière, il y a des cas de cette catégorie auxquels s'adapteront tout naturellement les conclusions relatives aux premiers ». Et il conclut que : la trépanation est parfaitement indiquée, lorsqu'on soupçonne un foyer hémorragique intra-crânien, un enfoncement de la table interne et la présence d'esquilles en contact avec la face externe de l'encéphale. Dans les autres cas, il faut s'abstenir.

Terrier (6) cite deux cas trépanés par Gluck (7) dans la guerre Serbo-Bulgare qui ont guéri. Mais même, en dehors de ces cas, il est

(1) MONOD. — *Bull. et Mém. de la Soc. de Chir.*, 1894, p. 192-197.

(2) ANDREWS. — *Penns. Hosp.*, Rep. T. I.

(3) WALTHON (H.-R.). — An analyses of 316 cases, in which foreign bodie were lodyed in the brain — (*Philadelph. med. Times*, 19 juill. 1878, t. IX, p. 493.

(4) BRADFORD et SCHMIDT. — Penetrating pistol-shot wounds of the skull. — (*Boson med. Journal*, 15 oct. 1891. T. CXXV, p. 400.

(5) LE DENTU. — *Bull. et Mém. de la Soc. de Chir.*, 1894.

(6) TERRIER. — *Bull. et Mém. de la Soc. de Chir.*, 1894, p. 214.

(7) GLUCK. — Kriegschirurgische Mitteilungen aus Bulgarien. — *Berl. klin. Woch.*, 1886.

d'avis d'intervenir pour empêcher l'infection et chercher, s'il y a lieu, le projectile et les corps étrangers. Il ne faut pas s'y acharner, mais il ne faut pas non plus se décourager par la difficulté de la tâche et tout abandonner.

Gérard-Marchand (1) va plus loin. Contrairement à Berger et Reclus, il pratique la trépanation préventive toutes les fois qu'*il y a plaie pénétrante* du crâne. Il n'attend pas pour trépaner qu'il y ait des signes d'infection. Il trépane précisément pour les éviter, car on n'est jamais sûr de pouvoir les vaincre, après leur éclosion. Il enlève les esquilles, vide le magma de cerveau et de caillots qui remplit la plaie et il *draine*. Il accorde au drainage une grande importance. Il n'enlève le projectile que s'il le trouve à la plaie.

Tuffier (2) est aussi partisan de l'intervention préventive et de l'exploration *légère et non prolongée* du trajet du projectile. Il proscrit l'emploi du maillet et de la gouge et conseille le trépan.

Quénu (3), tout en étant interventionniste, considère le coma comme une contre-indication.

Au contraire, *Reclus* (4) et *Polaillon* (5) ne considèrent pas le coma comme une contre-indication, du moins absolue.

Il me semble, personnellement, que plus particulièrement en chirurgie de guerre où les ébranlements cérébraux sont beaucoup plus considérables qu'avec les projectiles civils, et partant le coma très fréquent, on ne doit pas s'abstenir d'opérer pour cette raison.

La discussion de 1894 fut close, sans que la Société de Chirurgie ait paru se rallier complètement, du moins officiellement, à l'une de ces deux opinions. Mais Peyrot, Gérard-Marchand, Terrier, Quénu et Tuffier, par leur profonde conviction, leurs succès opératoires et leur brillante plaidoirie en faveur de la trépanation immédiate, convainquirent peu à peu tous les chirurgiens, et plus particulièrement les jeunes. Aussi, quand, en 1900, à l'occasion d'une observation de Morestin (sur laquelle nous reviendrons), rapportée par Walther, la discussion sur la trépanation primitive revint à la Société, nous voyons qu'elle réunit la presque généralité des suffrages.

Mais, entre temps, deux grandes découvertes se sont produites : *l'application de la radiographie à la médecine* ; et *la ponction lombaire*. Cette dernière permet désormais de reconnaître plus facilement si une plaie du crâne est pénétrante ou non — seule condition

---

(1) GÉRARD-MARCHAND. — *Bull. et Mém. de la Soc. de Chir.*, 1894, p. 239.
(2) TUFFIER. — *Bull. et Mém. de la Soc. de Chir.*, 1894, p. 266.
(3) QUÉNU. — *Ibidem.*
(4) RECLUS. — *Ibidem.*
(5) POLAILLON. — *Ibidem.*

réclamée, on s'en souvient, par Gérard-Marchand pour poser l'indication de la trépanation immédiate. D'autre part, la radiographie, et plus particulièrement l'appareil de localisation de Contremoulin, permettant de bien localiser le projectile et d'éviter ainsi d'inutiles et nuisibles recherches, contre lesquelles s'était élevé Delorme, n'allaient-ils pas changer l'aspect de la question? N'allait-on pas préférer à la trépanation immédiate, la trépanation, précoce toujours, mais après localisation du projectile?

C'est là, on le comprend, une question du plus haut intérêt pour la chirurgie de guerre.

Je ne considère pas comme impossible de disposer dans les ambulances de l'avant — surtout quand elles sont immobilisées par l'adjonction d'une section d'hospitalisation — de petits appareils légers de radiographie et l'ambulance-autobus des Etablissements du Creusot, exposée en 1912 à la Faculté de Médecine à l'occasion du Congrès de Chirurgie, contient un appareil très suffisant et qui pourrait rendre de grands services. Mais, je ne crois pas que l'on puisse « les jours de presse », l'utiliser avec profit, et surtout je suis convaincu *que nous ne devons pas nous préoccuper du projectile dans la trépanation préventive*. Si nous rencontrons le projectile, au cours de notre opération, *qui doit avoir comme but unique la désinfection de la plaie crânio-cérébrale*, il faut l'extraire; là-dessus il n'y a pas de discussion possible. C'est d'ailleurs ce que Morestin (1) a fait. Mais, de là à aller le chercher systématiquement chez un blessé, qui, le plus souvent est en état de shoc, et dont le cerveau est plus ou moins meurtri, je crois qu'il y a une grande distance, qu'il sera prudent de ne pas franchir. Durant mon séjour à Emin-Aga, en Epire, j'ai eu à ma disposition une voiture-automobile génératrice de rayons X (modèle Lesage). Je ne m'en suis servi que pour localiser les balles chez des blessés, déjà trépanés préventivement; je me suis d'ailleurs bien gardé d'intervenir chez eux pour l'extraction du projectile. Car, si j'étais suffisamment outillé pour trépaner primitivement, je ne me reconnaissais pas le droit d'entreprendre dans une ambulance de l'avant une trépanation secondaire dont l'urgence n'était pas absolue et qui pouvait être faite dans un hôpital de l'arrière. Mon blessé avait guéri de sa plaie; son état permettait donc de l'évacuer dans les hôpitaux de l'arrière ou du territoire. C'est la ligne de conduite que j'ai toujours suivie et dont je n'ai pas eu à me repentir.

A la Société de Chirurgie, dans la discussion du 7 novembre 1900,

---

(1) MORESTIN. — Observ. Rapport Walther. — *Bull. et Mém. de la Soc. de Chir.*, 1900. Séance du 7 novembre, p. 995-1007.

qui a suivi le rapport de Walther sur l'observation de Morestin, la majorité des membres s'est prononcée dans le même sens.

Qu'il me soit permis de rappeler en deux mots l'observation de Morestin, parce qu'elle se rapproche beaucoup de plusieurs de mes observations de plaies pénétrantes par shrapnell.

Il s'agissait d'un homme qui se tira dans la tête trois balles de revolver, qui pénétrèrent toutes les trois dans la région temporale droite ; les trois orifices d'entrée étaient situés respectivement : l'un à la partie supérieure de la région temporale, l'autre un peu plus en bas et en avant ; le troisième, à un travers de doigt au-dessus de l'arcade zygomatique. Morestin fit un lambeau cutané circonscrivant les trois orifices ; il enleva les deux premières balles enchâssées dans l'os. Il agrandit ensuite la brèche osseuse, en réunissant les trois orifices. La dure-mère, éraillée vers la base, était tendue et violacée. Il ouvrit la dure-mère par une incision curviligne, formant ainsi un lambeau méningé à pédicule inférieur. En regard de l'orifice de la deuxième balle, se trouvait, sous la dure-mère, un foyer de bouillie cérébrale, et, au fond de ce foyer, il trouva la balle qu'il enleva. Il assura le drainage par deux mèches de gaze et sutura les lambeaux dure-mérien et cutané. Les suites opératoires furent très simples, et sans laisser la moindre séquelle.

En somme : *Trépanation primitive sans qu'il y ait eu des signes de lésion cérébrale, et ablation des projectiles qui se sont trouvés sous le doigt de l'opérateur.*

C'est là une observation particulièrement intéressante pour la chirurgie de guerre. Les plaies par shrapnell se présentent très souvent sous cet aspect. Peu ou pas de symptômes cérébraux, surtout quand c'est la région préfrontale qui est atteinte ; le liquide céphalo-rachidien est ou n'est pas hémorrhagique. Mais le projectile est resté dans la plaie. Très souvent, nous avons eu affaire à des cas analogues. Que faut-il faire ?

« Puisque le blessé n'a aucun signe cérébral, me disaient souvent mes collègues, pendant la guerre des Balkans, même dans des cas où le liquide céphalo-rachidien était hémorrhagique, pourquoi voulez-vous intervenir ? Restez dans l'expectative, dans l'expectative armée, si vous voulez, mais n'aggravez pas son cas ».

Au début, j'ai suivi leurs avis. Ainsi, les premiers jours de la campagne Gréco-Turque, j'ai reçu l'ordre du quartier général de former, dans les stations de chemin de fer de Salonique à Monastir, des centres d'évacuation échelonnés ; ces centres avaient comme but de centraliser les blessés en attendant leur transport à Salonique par trains sanitaires qui ne pouvait s'effectuer qu'au bout de quelques jours, quand le pont, sur le Vardar, détruit par les Turcs, serait réparé et que le train sanitaire pourrait venir les chercher. J'ai eu à Vladova, où je suis resté 48 heures, deux blessés du crâne, par plaie tangentielle de la bosse pariétale. Il n'y avait aucun symptôme cérébral ni diffus, ni de localisation. Pas de fièvre, ni le moindre trouble d'intelligence. Les orifices d'entrée et de sortie étaient petits, réguliers, mesurant à peine 6 à 7 millimètres. Que fallait-il faire ?

J'ai pensé trépaner primitivement, en agrandissant les orifices d'entrée et de sortie, pour mettre la plaie à l'abri de l'infection. Mon instrumentation me le permettait et j'aurais pu le faire, malgré le peu de temps, dont je disposais. J'ai hésité, et comme il s'agissait de plaies perforantes par balle, je me suis contenté de désinfecter extérieurement les plaies, de raser et de badigeonner à la teinture d'iode.

A mon retour à Salonique, j'ai recherché ces deux blessés. Ils étaient morts tous les deux, l'un 15 jours, l'autre 18 jours après leur arrivée, par des abcès cérébraux, développés au niveau de l'orifice d'entrée du projectile. Ils ont été opérés secondairement, mais sans résultat. Je me demandais si le résultat eût été le même dans le cas où je fus intervenu. Je m'étais promis, en tout cas, de ne plus m'abstenir. En Epire, j'ai suivi ce principe, et mes résultats me montrèrent que c'était là la bonne méthode.

Je ne puis donc pas partager l'opinion émise par M. *Monod* (1) en 1903, à la Société de Chirurgie : « En cas de plaie du crâne, par arme à feu, dit M. Monod, de deux choses l'une : ou bien les symptômes cérébraux sont d'une gravité telle que toute intervention est contre-indiquée ; ou bien il n'y a pas d'accidents, et, dans ce cas encore, il vaut mieux ne pas opérer ».

D'ailleurs, tous les membres de la Société, sauf peut-être M. Delens, se sont élevés contre cette façon de procéder ; et nous trouvons parmi les partisans de l'intervention primitive, des chirurgiens qui étaient nettement abstentionnistes en 1894. Il s'est opéré, en effet, en France une profonde évolution dans la conduite à tenir en présence d'une plaie du crâne par arme à feu. Tous les chirurgiens sont d'accord en 1900 qu'il faut *débrider, trépaner l'os et désinfecter le trajet.* Sur ces points, ils ne discutent plus.

Le désaccord persiste sur la question s'il faut chercher le projectile ou non. Mais, si l'on étudie attentivement les opinions émises, on voit que ce désaccord n'est qu'apparent, car tous les chirurgiens présents sont de l'avis qu'il ne faut pas se livrer à de longues et dangereuses recherches dans la substance cérébrale, qui, d'ailleurs, restent en

(1) Monod. — *Bull. et Mém. de la Soc. de Chir*, 1903, p. 999.

général sans résultat. Et la si heureuse et si lumineuse formule de Guinard « DANS LES PLAIES PÉNÉTRANTES DU CRANE, LE TRAJET C'EST TOUT, LA BALLE N'EST RIEN » a rallié tous les suffrages.

Il nous reste à savoir quel est l'avis de la Société de Chirurgie sur les services que peut nous rendre la Radiographie dans les cas récents de traumatisme crânio-cérébral. En d'autres termes, faut-il, comme je l'avançais plus haut, intervenir primitivement, sans s'occuper du projectile, ou bien faut-il essayer d'abord de localiser la balle et n'intervenir qu'après cette exploration ? — Voici les opinions émises sur ce sujet.

Gérard-Marchand (1) est très catégorique : « L'indication nette d'agir, dit-il, c'est la pénétration. Vous agrandissez la porte d'entrée, pour désinfecter et voir si le projectile est à votre portée. Si vous attendez, il sera peut-être trop tard pour intervenir contre l'infection. *C'est surtout quand il n'y a pas d'accidents qu'il faut intervenir.* Quand les blessés sont dans le coma, les résultats de l'intervention ne peuvent être que très aléatoires. *Je pratique donc la trépanation préventive, précoce, applicable sur toutes les fractures ouvertes du crâne (voûte et parties latérales),* et DONT LES BONS EFFETS NE SONT PLUS DISCUTABLES POUR AUCUN DE NOUS.

« Pourquoi, demande-t-il, cette évolution s'est-elle faite dans l'esprit de nos collègues ! Est-ce sous l'influence de la radiographie, comme le pensent MM. Delorme et Delens ? Certainement, avec l'appareil de Contremoulin, il nous sera facile de savoir où se trouve une balle et de la rechercher *in situ*, et nombreuses et intéressantes sont les applications de ce procédé.

« MAIS DANS LA PRATIQUE JOURNALIÈRE (hospitalière ou de la ville), VOUS SERVIREZ-VOUS DE LA RADIOSCOPIE ? N'OUBLIEZ PAS QU'IL S'AGIT DE BLESSÉS QUE VOUS DEVEZ CONDAMNER A UN REPOS ABSOLU ; et à moins d'avoir sous la main et transportables les appareils de radiographie, vous ne pouvez pas, vous ne devez pas déplacer vos blessés pour procéder à cet examen. D'ailleurs, il ne s'agit pas de savoir où se trouve la balle. IL FAUT DE SUITE DÉSINFECTER LE FOYER et constater, si, au cours de ces manœuvres utiles, vous ne rencontrez pas le projectile. CE N'EST QU'ULTÉRIEUREMENT, si vos recherches, toujours prudentes, sont restées sans résultats, que vous pourrez vous demander où est la balle et l'enlever, par une opération nouvelle, secondaire, et surtout si un signe de localisation s'est montré. Dans ces conditions, la radiographie est précieuse, indispensable même ».

Quénu (2), Tuffier et Lucas-Championnière sont du même avis.

(1) *Bull. et Mém. de la Soc. de Chir.*, 1906.
(2) *Bull. et Mém. de la Soc. de Chir.*, loc. cit., p. 1004.

Depuis cette époque, les observations se sont multipliées. Les chirurgiens du monde entier, sauf quelques rares exceptions, ont adopté la trépanation primitive. La chirurgie militaire a suivi dans cette voie l'évolution de la chirurgie civile. Par principe, les chirurgiens militaires reconnaissent la nécessité de l'intervention primitive et ne discutent que la possibilité de la réaliser en campagne. L'inspecteur général Delorme, Nimier et Laval, Th. Weiss, le médecin en chef de 1re classe de la marine Duval, et beaucoup d'autres, ont adopté et mis en pratique cette méthode dont ils tirèrent des succès souvent inespérés.

A propos d'une observation communiquée à la Société de Chirurgie par M. Duval (1), un point très intéressant de la question qui nous occupe a été discuté à la séance du 15 mai 1910.

Dans le cas où nous disposerions d'un appareil radiographique et des instruments nécessaires pour la localisation de la balle, faut-il procéder avant toute opération à la localisation extemporanée du projectile et intervenir ensuite, allant de propos délibéré extraire le projectile, ou au contraire, devrons-nous n'en tenir aucun compte et procéder simplement à une trépanation primitive, plus ou moins large, visant l'extraction des esquilles ou autres corps étrangers, et n'extraire le projectile que s'il se trouvait dans notre champ opératoire ? En chirurgie de guerre, ce point est de la plus haute importance, car il résoudrait la question, s'il est indispensable ou non de munir les formations sanitaires de l'avant ou les sections d'hospitalisation d'appareils radiographiques et d'instruments de localisation des balles.

Dans cette discussion, ont pris part Rochard, Tuffier, Quénu, Pierre Delbet, Chaput, Guinard, Legueu, Broca, Routier, Potherat, Auvray, Moty et Reynier. Sauf une légère divergence d'opinion, plutôt apparente, d'ailleurs, que réelle, tous ont soutenu le principe qu'il faut trépaner primitivement pour enlever les esquilles et les corps étrangers septiques, y compris bien entendu le projectile si on le rencontrait, mais qu'il ne faut jamais, et en aucune façon, s'acharner à localiser et à chercher le projectile.

« Quand même nous aurions un moyen de localiser immédiatement et sûrement les balles (par la radiographie ou autres), dit mon maître M. le Pr P. Delbet, il faudrait néanmoins s'en tenir à la doctrine actuelle et ne pas aller à leur recherche ». Donc, point n'est besoin, de l'avis de la Société de Chirurgie, de disposer d'appareil

---

(1) DUVAL. — Coup de feu du crâne, région fronto-temporale droite, séton transventriculaire du cerveau. Guérison. Rapp. ROCHARD. — *Bull. et Mém. de la Soc. de Chir.*, 1910, p. 561-578.

radiographique pour le traitement immédiat des plaies du crâne par coup de feu; et Guinard a admirablement résumé cette opinion en un aphorisme, que nous avons placé en tête de notre travail et que nous répétons à dessein : LA BALLE N'EST RIEN; LE TRAJET C'EST TOUT ».

Bien entendu, si plus tard la balle est l'origine de troubles nerveux, si elle donne naissance à des signes de localisation, si elle cause des douleurs ou de l'épilepsie Bravais-jacksonnienne, il faut procéder à l'ablation du projectile après avoir bien repéré sa position et en se guidant sur la tige de l'appareil spécial (Contremoulin, Marion, Hirtz, etc.). Mais nous n'avons pas à nous occuper ici des trépanations secondaires. Seules, nous intéressent les trépanations primitives.

En dehors de l'indication *quoad vitam* du blessé, l'intervention primitive en présente encore une autre très importante. En effet, nombreux sont les cas de troubles nerveux tardifs chez des blessés qui n'ont pas été soumis préventivement à un nettoyage aussi minutieux que possible de leur plaie crânienne. Cela ne veut pas dire que tous ceux qui ont été trépanés primitivement sont garantis de toute complication ultérieure, et que tous ceux qui ont guéri sans intervention en auront fatalement. Evidemment non! Mais ce que nous pouvons affirmer, c'est que chez les premiers les complications ultérieures constituent la règle, tandis que chez les seconds, elles constituent l'exception.

L. Piqué (1) a fait, dans son rapport à la Société de Chirurgie (séance du 31 juillet 1907), sur deux cas de fracture du crâne opérés par le Dr R. Piqué, une remarquable étude des accidents tardifs qui se développent chez des blessés du crâne non opérés primitivement. En dehors de l'infection, il se développe souvent chez eux des troubles psychiques plus ou moins graves.

On en a décrit plusieurs variétés. A côté des simples *prédisposés* de Thoinot et des « cérébralisés traumatiques » de Lasègue, nous trouvons des vrais aliénés, qu'on est obligé d'enfermer dans des asiles.

Viollet, Froissard, Christian et Dubuisson, en ont donné dans leurs travaux de nombreux exemples.

Duret, dans sa remarquable thèse, Luzenberger et Scagliosi (2), ont étudié l'anatomie pathologique de ces lésions.

Leur étiologie est multiple. L'infection y occupe la première place. Vient ensuite l'irritation due aux esquilles ou à des épaississements

(1) L. PIQUÉ. — Rapport sur « deux cas d'intervention immédiate pour deux traumatismes crâniens ». de M. R. PIQUÉ. — *Bull. et Mém. de la Soc. de Chir.*, 1907, p. 931-946.

(2) LUZENBERGER et SCAGLIOSI. — *Semaine méd.*, novembre 1898.

osseux signalés par les auteurs sous le nom d'*ostéophytes de la dure-mère*, ou à des foyers de pachyméningite avec épaississement et adhérences de la dure-mère à l'os ou à la substance cérébrale. Souvent on trouve des kystes à contenu séreux qui ne sont que le reliquat du processus infectieux qui s'est produit dès le début des accidents.

Pour éviter ces accidents tardifs, contre lesquels, une fois développés, le chirurgien est le plus souvent désarmé, nous n'avons qu'un seul moyen : l'intervention primitive, à laquelle Piqué ajoute aussi le nom de « prophylactique ».

Je ne crois pas sans intérêt de rappeler ici ce que disait J. Lucas-Championnière à la séance du 10 mars 1909 de la Société de Chirurgie. « A propos de l'importance de l'action rapide, de la différence qui existe au point de vue de l'avenir entre une intervention primitive et une intervention secondaire, je rappellerai l'observation curieuse que j'ai empruntée à la chirurgie américaine. Parmi les statistiques si importantes de la guerre de Sécession, on trouve un relevé de 13.000 plaies de tête, avec des observations de valeurs diverses. Toutefois, une remarque curieuse peut être faite. Certaines parties de ces statistiques ont eu un complément dans les demandes de pension faites *plus tard* pour troubles moteurs et pour des accidents cérébraux. On a pu constater que les pensions à accorder ont dû être attribuées surtout à des sujets qui n'avaient pas été trépanés ou l'avaient été trop tardivement, *tandis que ceux qui avaient été trépanés primitivement* (1) *avaient conservé leur santé* et n'aspiraient qu'à la pension régulière due à leurs services. »

Enfin, l'immense majorité des chirurgiens spécialisés à la chirurgie crânienne, ainsi que les chirurgiens qui ont eu l'occasion de soigner des blessés de guerre, sont partisans de la trépanation primitive.

Krause (2), déclare « qu'il n'est pas partisan de l'expectative dans les plaies du crâne. Toutes les fois que l'on soupçonne la possibilité de l'infection de la plaie, on doit intervenir largement, et ne pas craindre la trépanation, qui offre la seule chance de salut au blessé et que nous n'avons pas le droit de lui refuser ».

J. L. Reverdin (3), dans ses conférences sur la chirurgie de guerre, dit : « Quant aux plaies du crâne, la guerre du Transwaal a montré que la désinfection immédiate du foyer est nécessaire; après que pendant quelque temps on les eut traités par le pansement protec-

(1) J. Lucas-Championnière. — Sur la trépanation préventive. — *Bull. et Mém. de la Société de Chir.*, 1909, p. 319-322.

(2) Fedor Krause. — *Chirurgie des Gehirn und Ruckenmark.* — Berlin-Wien, 1911.

(3) J. L. Reverdin — *Leçons de chirurgie de guerre.* — F. Alcan, 1910, p. 217.

teur simple, on s'aperçut que, l'infection ayant fait son œuvre, les abcès et la méningite suppurée apparaissaient plus tard. La pratique fut alors changée et la désinfection primitive fut appliquée avec les débridements nécessaires pour poursuivre le trajet et le débarrasser de tous les corps étrangers et il ajoute :

« C'EST DONC A L'HÔPITAL DE CAMPAGNE ET LE PLUS TÔT POSSIBLE QUE CES INTERVENTIONS DOIVENT ÊTRE EXÉCUTÉES ».

Le Pr Laurent (1), de Bruxelles, dans son livre qui vient de paraître, dit que « cette intervention... peut fort bien être pratiquée dans les ambulances de l'avant. Combien ai-je eu d'abcès du cerveau et des paralysies qui, me semblait-il, auraient pu être évités par une désinfection faite d'urgence » ?

Billet (2), dans son remarquable rapport sur « les plaies du crâne par petits projectiles » résume ses opinions dans le tableau suivant :

1° *INDICATIONS FORMELLES D'INTERVENIR, quelle que soit la nature de la blessure et l'agent vulnérant.*

    A. — Hémorragie avec ou sans compression cérébrale.
    B. — Irritation dure-mérienne et corticale.

2° *INDICATIONS D'INTERVENTION PRIMITIVE, en l'absence des signes précédents.*

    A. — BLESSURES PAR BALLES.
        α) Perforation de part en part : abstention systématique.

| β) Perforations simples avec inclusion du projectile. | Abstention en principe. — On n'interviendra pour enlever le projectile que si celui-ci est visible au niveau de l'orifice d'entrée, ou s'il détermine en un point de la paroi, opposée à l'orifice d'entrée, un soulèvement du squelette qui indique sa présence. |
| γ) Coups de feu tangentiels, 3 variétés. | éraflure. gouttières. coups de feu tangentiels profonds. | Intervention systématique et précoce. |

(1) Pr OCTAVE LAURENT. — *La guerre en Bulgarie et en Turquie.* — Paris. Maloine, 1914.
(2) BILLET. — Le traitement des plaies du crâne par petits projectiles. — *Rapp. au 26e Congrès de Chirurgie.*

B. — BLESSURES PAR SHRAANELL.

1º Fractures par contact ; intervention systématique.
2º Perforation de part en part ; abstention systématique.

3º Perforation simple avec inclusion du projectile. { Intervention systématique, avec recherche du projectile qui est presque toujours superficiel et situé derrière la paroi crânienne à 1, 2, 3 cm. de profondeur. Recherche prudente.

Le travail du Dr Billet est un admirable exposé de la question du traitement des plaies du crâne par projectiles de guerre telle que nous la concevons actuellement. Qu'il me soit permis toutefois de ne pas être de son avis sur sa classification, que je trouve un peu compliquée. Pourquoi cette différence entre les plaies par balle et les plaies par shrapnell ? Il m'a été souvent impossible, après douze mois de campagne, de pouvoir établir d'une façon certaine le diagnostic de l'agent vulnérant. D'ailleurs, je ne m'en occupais plus, car il faut, à mon avis, intervenir primitivement *dans tous les cas*, qu'il s'agisse de plaie perforante par balle ou par shrapnell.

Je crois avoir ainsi démontré la nécessité absolue de l'intervention primitive dans les plaies du crâne. Je cours peut-être le danger d'entendre ce que Reynier a reproché à mon maître, M. Delbet, à la Société de Chirurgie : « Que je suis en train d'enfoncer une porte ouverte ». — J'avoue que si j'arrivais à l'enfoncer et à l'abattre, cette porte, même ouverte, j'aurais obtenu le résultat visé ; je serais du moins certain, qu'une fois enfoncée et abattue, personne désormais n'essaiera de la fermer, à l'exemple de Fraenkel, et qu'il n'y aurait plus de discussions byzantines sur ce sujet, discussions qui ont comme conséquence la mort du blessé ou des complications tardives, souvent incurables.

Je crois pouvoir ainsi formuler la loi suivante :

Tout blessé du crâne par projectile de guerre, que la plaie soit produite par balle de fusil ou par shrapnell, qu'elle soit perforante ou que le projectile reste inclus dans le cerveau, qu'il y ait ou non de phénomènes nerveux, et même quand le blessé est dans le coma, on doit INTERVENIR PRIMITIVEMENT ET LARGEMENT ; *on doit procéder à l'extraction des esquilles et autres corps étrangers entraînés par le projectile, et le projectile lui-même si on le rencontre dans la plaie. Mais, en aucune façon, ne pas s'acharner à sa recherche, ne pas perdre du temps et ne pas fatiguer le blessé en cherchant à localiser le projectile par les rayons X, qui ne sont d'aucune utilité, parce que quand même on serait arrivé à le localiser, il ne faut pas aller à sa recherche. De cette façon, on pourra non seulement éviter le danger immédiat de l'infection, mais aussi diminuer dans de grandes proportions les complications cérébrales traumatiques tardives.*

L'intervention primitive admise ainsi en principe, il reste à savoir si l'on peut la mettre en pratique, et si les blessés du crâne peuvent et doivent être opérés dans les ambulances du service de l'avant.

C'est de cette question que nous allons nous occuper.

2° Faut-il intervenir largement sur les plaies du crâne dans les formations sanitaires de l'avant, ou faut-il se contenter d'une simple toilette de la plaie et évacuer les blessés le plus tôt possible ?

Dans le chapitre précédent, je me suis efforcé de démontrer la nécessité de l'intervention aussi immédiate que possible dans les plaies du crâne. De même, aucune discussion ne peut exister, je crois, quant à la nature de l'intervention. Il faut qu'elle soit suffisamment étendue pour pouvoir réaliser un bon nettoyage de la plaie. Si l'on se contente seulement d'enlever quelques esquilles en débridant même un peu la plaie, l'intervention sera incomplète et on ne peut pas espérer qu'elle sera efficace. Nous avons déjà insisté sur ce point pour ne pas avoir besoin d'y revenir.

Mais la question de l'opportunité de la trépanation primitive dans les formations sanitaires de l'avant n'en est pas moins discutée.

« Le traitement des grands blessés, dit le Médecin principal Follenfant (1), en étudiant le Service de santé dans la guerre Russo-Japonaise, exige non seulement une thérapeutique opératoire compliquée, mais aussi une hospitalisation. A la compétence du chirurgien et de ses aides et à l'asepsie du matériel doivent s'ajouter les garanties : sécurité, stabilité, confort. Pour obtenir les succès attendus, ces conditions sont indispensables et inséparables ; en principe, l'absence de l'une d'elles doit entraîner l'interdiction de la grande chirurgie opératoire et nécessiter le transport des blessés dans un point où ces conditions sont réunies ».

Et, comme il considère, avec une forte apparence de raison d'ailleurs, que les ambulances telles qu'elles étaient conçues par le règlement de 1892 ne pouvaient pas satisfaire à ces conditions, il propose la presque suppression de l'ambulance, du moins comme centre de traitement et lui assigne comme fonction « de recueillir les blessés, de les concentrer et de les transporter ou tout au moins de préparer leur transport vers les hôpitaux de campagne, les hôpitaux stables, les points d'évacuation, etc. ».

(1) A. H. FOLLENFANT. — *Etudes sur le Service de santé en campagne.* — R. Chapelot, 1910, p. 66.

A priori, ces arguments semblent définitifs. D'ailleurs, ce sont là les raisons pour lesquelles les Anglais, *au début* de la guerre Anglo-Boër, les Russes et les Japonais *au début* de la guerre Russo-Japonaise, les Bulgares, les Serbes et même les Grecs *au début* de la guerre des Alliés contre la Turquie, ont donné à leurs formations sanitaires de l'avant l'ordre d'évacuer à tout prix les blessés vers les formations de l'arrière.

Mais bientôt on a été effrayé par les désastres que provoqua l'exécution intégrale de ces ordres. Les Anglais, les Russes et les Japonais modifièrent leur conduite et s'efforcèrent par tous les moyens de traiter les plaies graves — celles du crâne et du ventre en particulier — aussitôt que possible après le traumatisme et le plus près possible du lieu de la bataille; de cette manière, ils gagnaient du temps et évitaient les désastres dus aux secousses et aux cahots du transport.

Il en fut de même dans les guerres Balkaniques. Les Bulgares, qui avaient décidé au début de la guerre, d'évacuer leurs blessés directement vers les hôpitaux du territoire, QUELLE QUE FUT LEUR BLESSURE, ont eu de terribles désastres, sur lesquels nous ne pouvons pas être encore exactement renseignés. A Bunar-Issar, ils ont perdu 3.000 blessés sur 4.000 (1), d'après Heuyer. Le même nous dit qu'à Philippopoli il n'a eu que 4 plaies du crâne sur 350 blessés qu'il a eus à soigner, et que deux moururent d'infection. A l'hôpital de la Reine à Philippopoli, nous trouvons 4 plaies du crâne avec 3 décès. A l'hôpital militaire de Belgrade, sur 33 plaies du crâne, il y a eu 18 morts. A l'hôpital n° 1 de la Croix-Rouge russe à Belgrade, il a eu 4 morts sur 10 entrées. Ces données statistiques que nous empruntons au remarquable rapport du Médecin-major Cousergue (2), se rapportent toutes à la première partie de la guerre des Balkans, et coïncident par conséquent avec la période de l'évacuation à outrance.

Le Service de santé de l'armée grecque, au contraire, dirigé par M. le médecin-principal Arnaud, n'a point persisté dans ses premiers ordres d'évacuation qui étaient dictés plutôt par le manque d'un nombre suffisant d'ambulances bien équipées que par la conviction que c'était là la meilleure méthode. M. Arnaud, avec une inlassable activité, a mis rapidement sur pied un grand nombre d'ambulances, qui reçurent l'ordre d'hospitaliser tous les graves blessés. Le médecin-principal Chomatianos, qui dirigeait le Service de santé de l'arrière, ainsi que le médecin-major Anastassopoulos, qui était attaché au Grand Quartier Général à la direction du Service de l'avant, ont veillé

(1) HEUYER, *loc. cit.*
(2) COUSERGUE. — La Guerre des Balkans.— *Arch. de Méd. et de Pharm. militaires*, août et septembre 1913, p. 113-197 et 225-275.

à ce que ces ordres soient strictement observés. Il en résulta une mortalité infime par rapport à celle des autres alliés. Durant la même guerre, la mortalité dans les hôpitaux d'Athènes n'est que de 0,24 %, sur 3.686 blessés (1), au lieu de 7 % à l'hôpital militaire de Belgrade et de 4 % à l'hôpital de la Croix-Rouge russe. En Bulgarie, l'hôpital de la Croix-Rouge française de Sofia, sur 313 blessés entrés les 8 ou 10 jours qui suivirent leurs blessures, a eu 10 morts (3,2 %); dans un nouvel hôpital de la même Croix-Rouge qui s'installa plus en avant à Philippopoli et qui se trouva ainsi à même de recevoir les blessés d'Andrinople dans les 48 heures, on n'y compta que 4 morts sur 227 entrées, soit 1,7 %! Enfin, dans mon ambulance à Emin Aga, à 5 kilomètres du front, la mortalité globale a été de 1,3 %, et celle des plaies du crâne de 16,2 %.

Ces chiffres doivent être expliqués, et on ne doit pas les comparer tels qu'ils sont.

En effet, il faut prendre en considération que les formations sanitaires de l'arrière, surtout quand elles se trouvent à une distance de plusieurs jours et que les moyens de communication sont presque inexistants comme en Bulgarie, ne reçoivent que les blessés qui ont pu résister au transport. Les très gravement blessés, et plus particulièrement les plaies de la tête et du ventre, ont déjà succombé en route. Il en résulte que la mortalité de ceux qui ont pu atteindre l'hôpital s'en trouve considérablement diminuée. Au contraire, dans une ambulance qui fonctionne très près du front, comme c'était mon cas, où entrent des blessés d'une extrême gravité, dont un grand nombre, surtout les blessés du crâne, meurent dans les 24 ou 48 premières heures, la mortalité devait y être beaucoup plus considérable que dans les hôpitaux de l'arrière, à qui cette même ambulance n'expédie que les légèrement blessés.

La mortalité de 1,3 % de mon ambulance se rapporte au nombre total de blessés qui sont inscrits sur le protocole; si je défalque les légèrement blessés que j'ai évacués aussitôt, je trouve une mortalité sur les blessés hospitalisés de 5,8 %, en comptant ceux qui sont morts plus de 6 heures après leur entrée, car je ne peux raisonnablement pas compter ceux qui ont été transportés mourants.

Pendant la deuxième guerre balkanique (guerre Gréco et Serbo-Bulgare), nous voyons les Services de santé des différentes armées modifier complètement leur organisation. Les Serbes s'efforcent de soigner leurs blessés dans des ambulances peu éloignées de la ligne de feu. Les résultats se modifient immédiatement; et la mortalité s'abaisse dans des proportions considérables.

Pour mieux fixer les idées sur la différence qui existe entre ces deux principes : évacuations en masse d'une part, et d'autre part hospitalisation dans les formations sanitaires avancées et évacuations échelonnées, je crois utile de citer un certain nombre d'auteurs, qui ont suivi de près les différentes armées balkaniques.

H. Barby (1) écrit, à propos des évacuations en Serbie :

« Nous pouvons nous rendre compte des méfaits de l'évacuation trop précoce. Cent kilomètres à peine nous séparent des champs de bataille; mais les blessés ont mis 4 jours pour arriver à leur lit d'hopital. Ce transport est terrible pour les blessés graves ».

Piussan (2) dit à propos des évacuations en Bulgarie : « Ces évacuations systématiques, organisées à la hâte, ont été désastreuses pour les blessés qui ont eu le privilège d'être évacués ».

L'Inspecteur général Delorme (3) a exposé les leçons qu'il faut tirer des guerres Balkaniques d'une façon magistrale. La conception, dit-il, qui, en vue du déblaiement d'un champ de bataille, transforme les postes de secours et les ambulances en ateliers d'emballage et d'expédition et qui considère l'évacuation massive à grande distance du plus grand nombre des blessés comme la suite de cette première œuvre, est une conception d'un mécanisme plus administratif que chirurgical, dans laquelle n'entrent ni assez de cœur, ni assez de pitié.

Du côté grec, au contraire, nous trouvons dans *Le Temps* cette description de René Puaux : « Les postes de secours de la ligne de feu, après premiers pansements, évacuaient leurs blessés à courte distance, sans leur imposer les fatigues d'un transbordement lointain. Les petits blessés, après renouvellement de leur pansement, faisaient une nouvelle étape. Les blessés graves étaient soignés sur place... ».

Le Fort, enfin, qui semble pourtant être un partisan convaincu des évacuations en masse, puisqu'il dit (4) :

« En somme, les évacuations massives sont bien supportées et si l'on songe au chiffre énorme par rapport aux effectifs, si l'on s'imagine l'encombrement qui doit résulter dans les services de l'avant, on trouve un argument de plus en faveur des larges évacuations immédiates des blessés graves et moyens ».

fait une exception pour les plaies du crâne :

« Si les *circonstances permettaient*, dit-il, *de faire de la chirurgie active à l'avant*, C'EST LA CHIRURGIE CRANIENNE QUI ME PARAITRAIT DEVOIR RÉCLAMER L'ATTENTION DES MÉDECINS ?

Ainsi donc, il semble que les partisans de l'évacuation en masse seraient moins irréductibles, si l'on pouvait répondre par l'affirmative

---

(1) H. BARBY in O. LAURENT. — *La guerre en Bulgarie.* Paris, Maloine, 1914, p. 116.
(2) PIUSSAN in O. LAURENT. — *Loc. cit.*, p. 108.
(3) DELORME. — *Académie de Médecine*, 1ᵉʳ avril 1913.
(4) LE FORT in O. LAURENT. — *Loc. cit.*, p. 115.

à cette question princeps : Peut-on faire de la chirurgie active à l'avant ?

Avec l'ancien règlement sanitaire français, j'aurais hésité à répondre affirmativement. Mais, avec le nouveau règlement de 1910, que j'ai expérimenté, parce que M. Arnaud m'a confié une ambulance militaire française et que j'ai eu comme guide le règlement du 26 avril, je n'éprouve pas la moindre hésitation à répondre : « Oui ; on peut faire de la chirurgie active dans les ambulances immobilisées par l'adjonction d'une section d'hospitalisation. » C'est cette question que je vais discuter dans le chapitre suivant.

3° Est-il possible de rendre les ambulances de l'avant aptes à remplir les conditions nécessaires à ces interventions ?

Grâce aux sections d'hospitalisation, qui apportent aux ambulances des tentes, des moyens de couchage et de pansement, des instruments et du matériel chirurgical complémentaire, et enfin du personnel médical et hospitalier, les ambulances peuvent abriter et hospitaliser 200 blessés ; et en même temps on peut y pratiquer de la grande chirurgie.

Il y aura pourtant quelques perfectionnements à y apporter encore. Nous les signalerons rapidement :

1° Il faudra ajouter au matériel *un autoclave.* Je le crois indispensable ; et j'ai fait tout mon possible pour m'en procurer un en Epires Depuis je ne m'en suis plus séparé. Je ne saurais dire tous les service. qu'il m'a rendu. J'ai pu, grâce à lui, stériliser mes compresses sur place, et préparer mon sérum physiologique. On ne peut se figurer l'importance de pouvoir fabriquer le sérum dans l'ambulance que quand on est resté pendant quelques mois près de la ligne de feu, à 45 kilomètres (en Epire) ou à 200 kilomètres (à Simitli) des centres d'approvisionnements, et quand tous les moyens de transport disponibles sont affectés à transporter des cartouches et du pain. Le transport d'un petit autoclave (Diam. 0.20), avec 2 boîtes de compresses et 1 ou 2 boîtes de 10 kilogrammes d'eau, ne présente aucune difficulté et se fait en deux paniers à dos de mulet.

2° Il faut pourvoir les ambulances d'un éclairage abondant. Une ou deux lampes à acétylène ne sont pas suffisantes. Il ne faut pas hésiter de leur en donner 10. On ne voit jamais trop clair la nuit, quand les convois de blessés arrivent.

J'irai même plus loin, et je formulerai le vœu, avec Gousergues, de doter les sections d'hospitalisation de petits groupes électrogènes qui seraient montés sur des fourgons pouvant être facilement transportés. Reverdin en disposait à Philippias et il a insisté sur les services qu'ils lui ont rendus. Je m'en suis rendu compte par moi-même, qui étais obligé d'envoyer à la petite ville d'Arta, pour me procurer non pas 2, mais 20 lampes à acétylène. Quand on a des blessés graves à soigner, il faut voir clair ; et ce n'est pas avec des petites lampes à huile qu'on peut éclairer 200 blessés.

Ce sont les seules imperfections, insignifiantes d'ailleurs, que nous avons à signaler. Elles sont faciles à combler.

L'ambulance, telle qu'elle est conçue actuellément par le règlement de 1910, constitue un admirable instrument de traitement. Comme dit Gousèrgues, elle est la cheville ouvrière du Service de santé. Souple, maniable et facile à déplacer, elle peut passer partout ; d'autre part, par l'adjonction d'une ou de plusieurs sections d'hospitalisation, elle devient un véritable hôpital de campagne, qui, le cas échéant, rendra en France, comme elle en a rendu en Grèce, d'inappréciables services.

Je dois insister sur un autre point, qui a été soulevé par les chirurgiens militaires.

Follenfant et Le Fort se déclarent contre la chirurgie active dans les ambulances, parce qu'en cas de mouvement rétrogade de l'armée les blessés risquent de tomber entre les mains de l'ennemi. Il est absolument certain que, même quand il s'agit d'un ennemi civilisé, les blessés auront toujours à souffrir de cette éventualité. L'ennemi aura ses blessés à soigner, et ce n'est qu'après qu'il s'occupera de ceux de l'adversaire. C'est pis encore quand on se trouve dans les conditions où nous nous sommes trouvés dans les guerres Balkaniques. Une ambulance serbe est tombée entre les mains des Bulgares à Istip ; quand les Serbes, trois jours après, ont repris la ville, ils ont trouvé tous leurs blessés massacrés. Il est naturel que, dans ces conditions, médecins et personnel ne peuvent pas avoir le sang-froid nécessaire pour mener à bien leur tâche.

Je me suis trouvé dans une situation analogue à Simitli, deux jours avant la signature de l'armistice avec les Bulgares (16/29 juillet). A la suite d'un mouvement offensif de l'armée bulgare, qui venait de recevoir de très sérieux renforts, j'ai reçu l'ordre d'évacuer tous mes blessés. J'avais en ce moment disséminés dans le village 350 blessés non évacuables. Force m'a été de faire transporter les moins gravement blessés sur des brancards, de rester avec 120 blessés, dont l'état ne permettait aucun transport (plaies du ventre, plaies graves du crâne, etc.) et d'attendre les événements.

Nous courrions tous le danger d'être massacrés par l'ennemi. Mais, d'autre part, l'évacuation précipitée eut été la mort certaine pour mes blessés. J'ai préféré prendre le parti qui offrait le plus de chances pour eux. D'ailleurs les événements m'ont donné raison, car, le lendemain soir, je recevais du quartier général l'avis de la signature de l'armistice.

Je crois ainsi que, si l'on se trouve dans une situation analogue, le meilleur parti à prendre, c'est d'évacuer tous ceux qui peuvent l'êtres ans danger immédiat et de rester sur place avec les blessés non évacuables, en conservant le matériel et le personnel nécessaires.

Le traitement des blessés dans les ambulances expose donc à certains dangers ; mais, en aucun cas, croyons-nous, ceux-ci ne doivent dicter des mesures préventives radicales, telles que l'évacuation systématique et à grandes distances. Si l'on risque de perdre quelques blessés qui tomberont entre les mains de l'ennemi — risque d'ailleurs problématique, — je suis fermement convaincu que ce nombre sera infime, en comparaison de celui des blessés qu'on perdra sûrement par l'évacuation systématique. Il serait par conséquent peu raisonnable de s'exposer à un danger certain, sous prétexte d'éviter un danger seulement probable.

Je n'aurai pas à insister sur la façon d'organiser la salle d'opérations. Si l'on dispose d'une maison, on pourra l'y installer, si la maison est suffisamment propre, et si l'accès aux brancards est facile. Sinon, il faudra s'installer sous une tente. L'inconvénient, en ce cas, est le manque d'éclairage ; les tentes Tortoises, comme les Bessonneau, sont éclairées par des petites fenêtres bas situées. Personnellement je préférais opérer la nuit, parce qu'on est plus tranquille et qu'on peut s'éclairer à la lumière artificielle. Je me suis servi en Epire pour l'éclairage, de deux lampes à alcool à bec renversé.

4° Quelle est la technique de trépanation qu'il faut suivre dans les interventions primitives ?

La variété et la diversité des lésions auxquelles on a affaire en chirurgie de guerre ne permettent pas de fixer une technique immuable, ni de formuler des règles précises. Suivant le siège, l'étendue et la gravité du traumatisme, on modifiera plus ou moins la technique.

On peut toutefois donner les grandes lignes de la trépanation (1), telle qu'elle peut et doit être comprise en chirurgie de guerre (2) ; non pas qu'elle soit différente de la chirurgie crânienne, pour coups de feu, de la vie civile ; mais il y a certains détails qu'il est bon de connaître et qu'on n'apprend que par l'expérience.

---

(1) Nous entendons par le terme *Trépanation* toute intervention ayant, comme but de produire une solution de continuité sur le squelette crânien ou d'augmenter les dimensions d'une solution déjà existante.

(2) Toutes les fois que nous parlerons de la chirurgie de guerre sans autre qualificatif, ce sera la chirurgie dans les services de l'avant que nous aurons en vue.

Nous allons passer ainsi en revue les différents temps de l'opération.

I. **Préparation du blessé.** — Ce temps, d'importance secondaire en chirurgie hospitalière, acquiert en chirurgie de guerre une importance capitale. On peut dire même que le sort ultérieur du blessé dépend autant de ce qui a été fait jusqu'au moment où le chirurgien prendra le bistouri, que de la façon dont celui-ci conduira son intervention.

N'oublions pas, en effet, que le soldat en campagne est par définition dans un état de saleté difficile à s'imaginer. Les soins du corps sont inconnus en campagne, surtout pendant l'hiver ; on a d'autres privations à supporter pour s'inquiéter du manque de confort. La tête, en particulier, est dans un état d'impropreté très accentué, le soldat dormant pas terre, ne se coupant pas les cheveux et exposé à toutes les intempéries. Je n'exagérerai pas en disant qu'en Epire, où les soldats sont restés pendant 5 mois consécutifs dans les tranchées, en plein hiver, exposés à la neige et à la pluie, dormant le plus souvent dans la boue (1), sous des tentes-abris, j'ai souvent été obligé de frotter pendant longtemps, avant d'arriver à décaper le cuir chevelu.

Le plus souvent, les blessés du crâne arrivaient dans mon ambulance déjà pansés. Suivant les cas, ils portaient tantôt un pansement individuel appliqué par un camarade du blessé, tantôt un pansement B, appliqué par les brancardiers ; quelquefois même ils étaient déjà rasés. J'ai été pourtant obligé à demander qu'on ne les rase plus, parce que j'ai remarqué que les blessés « nettoyés » faisaient de l'infection plus souvent que les autres. Je me suis livré à une enquête pour savoir la cause de ce fait paradoxal ; et j'ai découvert que, dans deux ambulances régimentaires, le nettoyage était confié à un soldat, coiffeur de son métier, qui savonnait consciencieusement les têtes des blessés avant de les raser ! J'ai alors demandé à ce qu'on me les amène plutôt sales que nettoyés de la sorte.

Le moyen de nettoyage qui m'a donné les meilleurs résultats est le suivant.

Je badigeonnais d'abord abondamment à la teinture d'iode. Je frottais ensuite les parties saines avec une brosse imbibée de *benzine iodée*, à 5 0/0, qui décape admirablement bien et permet de décoller les cheveux agglutinés par le sang sec. Je rasais ensuite à *sec* autour de la plaie et je coupais le restant des cheveux à la tondeuse 00. Il était alors facile de raser tout le cuir chevelu.

(1) Pour cette raison, il ne faut jamais omettre de faire aux blessés du crâne une injection de sérum antitétanique.

Les Allemands emploient beaucoup un produit appelé *Mastisol*, qui est une espèce de vernis au mastic, contenant du benjoin, du baume de Pérou, et d'autres substances antiseptiques. On s'en sert pour badigeonner avec un pinceau les téguments autour de la plaie et l'on obtient ainsi une couche protectrice et antiseptique sur la peau. Je l'ai souvent employé et je n'hésite pas à le déclarer en tous points excellent (1). A la rigueur, on pourrait s'en servir pour se badigeonner les mains; en les laissant sécher — ce qui se fait très vite — on a la peau recouverte d'un vernis imperméable, comme si l'on portait des gants.

Si j'insiste sur ces quelques points, c'est parce que très souvent les blessés du crâne sont agités et déplacent leur pansement et risqueraient ainsi de s'infecter facilement, si tout le cuir chevelu n'était pas bien aseptisé. De même, vu le nombre considérable des blessés et l'insuffisance du personnel en campagne, et partant l'impossibilité de bien surveiller les blessés, il est utile de s'entourer de certaines précautions qui paraîtraient superflues dans un service hospitalier. Souvent même il serait utile de confectionner, après l'intervention, un pansement occlusif de la plaie à l'aide du Mastisol.

II. Anesthésie. — J'ai proscrit presque complètement l'usage du chloroforme de toutes les opérations et plus particulièrement des trépanations. D'abord, à cause des dangers auxquels expose son administration par des personnes inexpérimentées. Ensuite parce que son pouvoir toxique est considérable sur des sujets débilités par les privations, la fatigue et le traumatisme.

J'ai surtout eu recours à l'*anesthésie locale par infiltration* et à l'anesthésie générale par l'*éther*.

Pour l'anesthésie locale, je me suis servi des solutions et de la technique préconisées par mon maître, M. le Pr Reclus, auxquelles je m'étais familiarisé durant mon internat dans son service.

Comme solution anesthésique, j'ai aussi employé *la novocaïne adrénalinée* (1 gramme de novocaïne, dans 200 centimètres cubes de sérum physiologique ; ajouter extemporanément 50 gouttes de la solution alcoolique d'adrénaline au 1/1000°). Je préparais la solution de novocaïne d'avance et la stérilisais dans l'autoclave à 115° pour plus de sûreté; et je n'ajoutais l'adrénaline que dans la quantité nécessaire de la solution de novocaïne, parce que le mélange novocaïne-adréna-

(1) Le Mastisol m'a surtout rendu de signalés services dans les plaies du thorax et du ventre, dans lesquelles j'obtenais avec lui d'admirables pansements occlusifs.

line ne se conserve que pendant quelques heures seulement. Au contraire, les solutions séparées se conservent très bien pendant longtemps.

Je me suis servi de l'anesthésie locale, toutes les fois qu'il n'y avait pas impossibilité absolue de le faire (comme, par exemple, dans les plaies très contuses, dans les inflammations et les phlegmons du cuir chevelu, ou enfin quand j'étais forcé par le nombre considérable des blessés de faire aussi vite que possible).

Je ne crois pas nécessaire de décrire ici en détail la technique de l'anesthésie locale pour la trépanation. Qu'il s'agisse d'une plaie du crâne ou d'une tumeur cérébrale, la technique est la même.

Quant à l'éther, je m'en suis servi assez souvent. Je ne saurais trop conseiller de ne pas partir en campagne sans se munir de l'appareil d'Ombredanne. En effet, dans les tentes, sous lesquelles on est forcé le plus souvent d'opérer, le chauffage e fait avec du bois ou par des poêles à pétrole. En Epire, je ne suis arrivé qu'à la fin de placer dans l'intérieur des tentes Bessonneau des poêles en fonte, dont je faisais passer les tuyaux par les fenêtres. Il s'ensuit que l'emploi du masque ordinaire pour l'administration de l'éther est très dangereux. Le manque d'appareil d'Ombredanne au début m'a amené à inventer un petit procédé, dont je me suis servi constamment depuis. Il consiste à mettre quelques centimètres cubes d'éther dans un gant de Chaput et à appliquer l'ouverture de la manchette sur le nez et la bouche du blessé ; l'anesthésie s'obtient presque instantanément. La quantité de l'éther employée de la sorte est minime. J'ai pu pratiquer ainsi des opérations ayant duré plus d'une heure sans dépenser la dose de 100 à 120 cent. cubes d'éther.

III. **Hémostase provisoire.** — J'ai employé soit la bande élastique appliquée autour de la base du crâne, de la racine du nez à la protubérance occipitale externe, soit la suture préventive du pédicule du lambeau. Il faut que la bande soit bien serrée ; autrement on peut avoir, au cours de l'opération, des hémorragies veineuses très gênantes, qui cessent avec l'ablation de la bande. Souvent on observe le lendemain de l'intervention de l'œdème des paupières qui peut être assez accentué. Il ne présente aucun in convénient et disparaît en quelques jours.

Quelquefois j'ai employé le procédé d'hémostase d'Heidenhain. Il est un peu long ; mais il est à recommander chez des malades ayant déjà subi des pertes sanguines importantes.

IV. **Lambeau cutané.** — Pour aborder la plaie osseuse, on peut suivre deux procédés : ou bien *tailler un lambeau circulaire* *circonscrivant l'orifice cutané* ou *agrandir simplement cet orifice par une incision en croix.* Le premier est plus long, réclame une hémostase plus laborieuse et crée une large plaie. Le second est expéditif, rapide et permet, aussi bien que le premier, de mettre à nu la brèche osseuse et de procéder à l'ablation des esquilles ou autres corps étrangers situés immédiatement sous l'os. Lequel faut-il préférer?

Je n'hésite pas, malgré la supériorité apparente de l'incision cruciale, de donner la préférence, en toute circonstance, an lambeau cutané circonscrivant la plaie; et ceci pour deux raisons:

D'abord, et principalement parce que je crois que non seulement il **ne faut pas débrider l'orifice cutané de la plaie, mais au contraire qu'il faut s'efforcer de le supprimer.**

En effet, quoi qu'on fasse, il est impossible d'éviter un degré plus ou moins grave d'infection de la plaie méningo-encéphalique. Même dans les cas de chirurgie civile où on a pu opérer quelques instants seulement après l'accident, on a noté une légère infection. Or, l'infection est dans les plaies du crâne la principale cause d'augmentation de la pression intra-crânienne qui a comme résultat la hernie cérébrale à travers la brèche de la plaie. Il en résulte un double inconvénient : la difficulté de contenir cette masse cérébrale qui, même excisée, se reforme constamment, et, d'autre part, le développement tardif d'abcès du cerveau ou de méningo-encéphalite, presque toujours mortels.

Les choses se passent d'habitude de la façon suivante : l'état du blessé, après le débridement de la plaie cutanée, l'élargissement de l'orifice osseux et l'extraction des corps étrangers, s'améliore ; mais en même temps une hernie cérébrale se forme, dont le volume dépend du degré de l'infection et des dimensions de la brèche osseuse. Durant la guerre Russo-Japonaise, ces hernies étaient si fréquentes que les médecins japonais la considéraient comme un moyen d'empêcher la formation d'abcès.

Le malade va de mieux en mieux ; la hernie peut même diminuer. Une guérison complète par bourgeonnement et la cicatrisation de la plaie peuvent s'ensuivre. Mais souvent aussi on assiste à une marche toute différente ; tandis que tout paraissait aller bien, et que la plaie bourgeonnait, on voit, un jour, un peu de pus sourdre du sillon qui sépare la peau de la substance cérébrale bourgeonnante ; le jour suivant, le pus augmente et alors, brusquement, éclatent des symptômes de méningo-encéphalite qui emportent en quelques jours le blessé.

J'ai observé quatre cas analogues chez des blessés du 3ᵉ Hôpital militaire à Salonique. Ils étaient considérés comme guéris ; ils circulaient dans l'établissement ; quelques-uns même faisaient fonction d'infirmiers ; ils sont morts tous les quatre en quelques jours, et malgré des interventions larges (Obs. XVII et XVIII).

La deuxième raison, pour laquelle je préfère le large lambeau cutané, est que les lésions osseuses sont, presque en règle générale, plus importantes que ne le laissent supposer les dimensions de la plaie cutanée. Il s'ensuit que, pour faire une bonne toilette de la plaie, on est forcé de trop allonger les branches de l'incision cruciale ou de faire un lambeau cutané circonscrivant cette incision, ainsi que le conseille Tourbet (1). On se rend compte dans ces cas de l'étendue du délabrement cutané ainsi produit.

Pour ces deux raisons, et surtout pour la première, je crois que, *non seulement il ne faut pas agrandir l'orifice cutané, mais qu'il est indispensable, au contraire*, de s'efforcer de le supprimer, pour éviter ainsi tout parallélisme entre la plaie cutanée et la plaie cérébrale. La hernie cérébrale se trouvera ainsi recouverte par de la peau, sans solution de continuité, et les dangers de l'infection seront moindres.

On pourrait reprocher à cette manière de procéder l'insuffisance du drainage qui semble en résulter. C'est ce que j'avais craint au début. Il n'en est rien pourtant ; et le drainage assuré par une compresse qui sort d'une fenêtre ménagée à la base du lambeau, ou dans un autre endroit de sa circonférence, est très suffisant.

D'ailleurs, *si je suis le premier à conseiller la fermeture des orifices cutanés à la plaie*, je ne suis certes pas le premier à déconseiller les incisions cruciales. Makins et J. Lucas-Championnière (2) admettent aussi « que l'incision cruciale est défectueuse et il faut y renoncer absolument ».

A cette règle générale existent certainement des exceptions, et, quand la plaie cutanée est déjà trop large, on ne peut pas songer à la mettre en pratique. Mais, dans ces cas, les lésions osseuses et cérébrales sont telles que notre intervention restera malheureusement, le plus souvent, sans résultat (Obs. XXIX)

(1) Tourbet. — *Chirurgie de l'Armée.* Coll. Testut.
(2) J. Lucas-Championnière. — *Bull. et Mém. de la Soc. de Chir.*, 1893, séance du 12 février, p. 188.

V. Lambeau osseux. — Il n'est pas possible de formuler des règles fixes sur la forme et l'étendue du lambeau osseux. Différents cas peuvent se présenter.

1° Orifice circulaire, régulier, sans fissuration, de diamètre égal ou à peine supérieur à celui du projectile, *avec orifice de sortie* présentant les mêmes caractères.

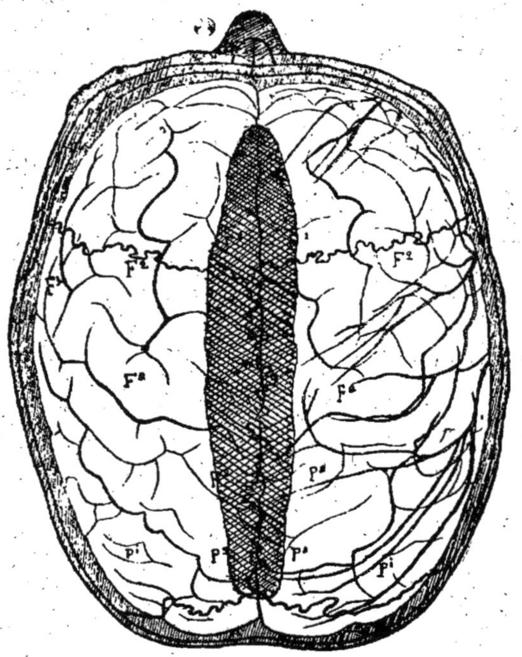

Fig. 1. — Obs. XXIX.
Plaie de voûte, par fragment d'obus. — Méningo-encéphalite putride, avec énorme encéphalocèle. — Intervention in extremis le 7ᵉ jour.

Dans ces cas, il suffit d'élargir légèrement l'orifice osseux à la pince-gouge, pour enlever les esquilles et les corps étrangers, s'il y en a, ce qui n'est point la règle, dans les plaies perforantes par petits projectiles blindés.

2° Orifice circulaire, à bords nets, de diamètre inférieur, égal, ou légèrement supérieur à un centimètre, *sans orifice de sortie*.

Il faut procéder à un élargissement suffisant et donner à l'orifice osseux un diamètre de 3 à 5 cent., soit à la pince-gouge, soit, en trépanant. Très souvent, surtout quand la plaie est due à un shrapnell, on rencontre le projectile à une petite distance sous l'os, ou à 2-3 cent. de profondeur dans la plaie cérébrale. (Obs. XXVII) (*Fig.* [2].

3° Orifice large, à bords irréguliers, esquilleux, avec fissures radiées ou fracture en roue.

Il faut trépaner ou élargir à la pince-gouge, sans craindre de dépasser 5, 6 et 7 cent. de diamètre. Il ne faut pas toutefois enlever toutes

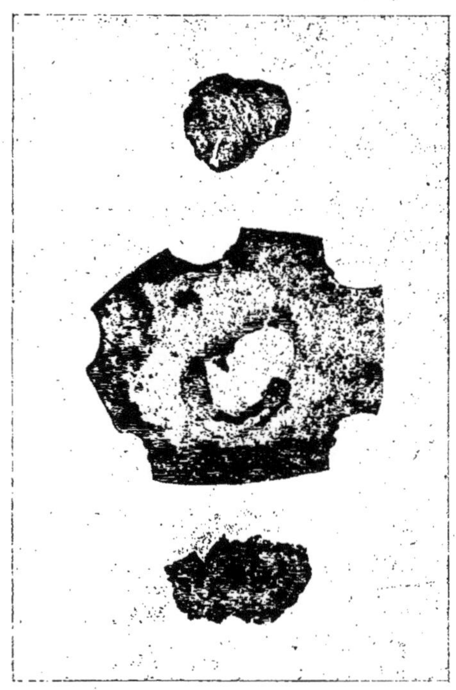

Fig. 2. — Obs. XXVII.

Plaie de la région temporaire droite par balle de shrapnell. — Perte de substance cérébrale. — Pas de paralysie. — Trépanation. — Extraction du projectile. — Guérison.

La Figure indique le lambeau osseux enlevé. En haut, le shrapnell aplati, trouvé à 5 centimètres de profondeur ; en bas, la rondelle osseuse, détachée par ce shrapnell et enfouie dans le cerveau à 4 centimètres de profondeur.

les parties fissurées, car on serait de cette façon conduit à des délabrements, trop considérables et souvent inutiles.

4° Brèche trop large, atteignant 10 à 15 cent. dans leur grand diamètre. Se contenter de régulariser les bords à la pince-gouge, et de faire l'ablation des esquilles qui sont très nombreuses et des corps étrangers, Ces plaies, d'ailleurs, emportent en général les blessés dans les 48 premières heures. (Obs. XXIX) (*Fig* 1).

5° Plaie infectée, avec abcès du cerveau ou méningo-encéphalite. Dans ces cas désespérés, il ne faut pas hésiter de faire de très larges crâniectomies. Dans le cas de l'Observation IX, j'ai eu un résultat inespéré, grâce à la très large trépanation.

D'une façon générale, les dimensions du lambeau varieront suivant chaque cas ; mais, en règle absolue, il faut toujours dépasser les dimensions de la plaie méningo-cérébrale, et mettre toujours à nu autour de celle-ci une bande de la dure-mère, saine, de un cent. au moins. De cette façon, on pourra être certain d'avoir bien détergé la surface dure-mérienne.

Technique. — La technique que j'ai suivie est la technique classique : forage d'un certain nombre de trous avec le trépan de Doyen, délimitant le lambeau osseux à enlever : passage d'une scie de Gigli avec le décolle-dure-mère de de Martel et sciage.

Pour détacher la base du lambeau, je préfère passer la scie de Gigli entre les deux trous qui se trouvent de chaque côté de la base du lambeau cutané, au lieu d'amorcer avec deux coups au ciseau et au maillet et de briser ensuite le pédicule du lambeau osseux en tirant dessus.

Etant donné la fréquence des fissures osseuses, dans les cas de plaies du crâne, je préfère ne pas m'exposer aux aléas d'une brisure suivant une de ces fissures.

Il serait certes préférable de disposer d'un trépan mécanique. Que de temps gagné et quelle énergie inutilement gaspillée auraient pu être épargnés ! Comme je l'ai dit au début de mon travail (1), je n'ai pas pu m'en procurer, ayant été obligé de partir précipitamment.

Je ne saurais trop recommander son emploi. Quand on a fait 3 ou 4 trépanations à la file avec le trépan et la scie de Gigli, on est littéralement brisé de fatigue et incapable de faire autre chose.

Mais, en tout cas, *je suis convaincu qu'on rendra un très grand service aux blessés, en proscrivant absolument l'usage du ciseau et du maillet*. Le cerveau meurtri et diffluent supporte mal les secousses qui en résultent.

Eu général, on n'a pas à conserver le lambeau osseux. D'abord, parce qu'il est plus ou moins lésé, et ensuite parce qu'il y a intérêt à ménager une large ouverture pour assurer un bon drainage. Toutefois, dans certains cas d'épanchements extra-dure-mériens avec simple

(I) POL CORYLLOS. — *Contribution à l'étude de la trépanation.* — Paris, 1911.

enfoncement de l'os, on pourrait être amené à faire uu lambeau ostéo-plastique. Je n'ai eu qu'une seule fois l'occasion de conserver le lambeau. (Obs. XXVIII) (*Fig. 3*).

Il sera utile d'insister ici sur un petit fait qui peut avoir son importance. Quand on relève le lambeau cutano-musculaire, il est prudent de ménager le périoste. Comme, en effet, on ne peut pas connaître d'avance l'étendue des lésions osseuses que l'on rencontrera, il est bon de ne pas dénuder des surfaces osseuses sur lesquelles il n'y aura peut-être pas besoin d'agir.

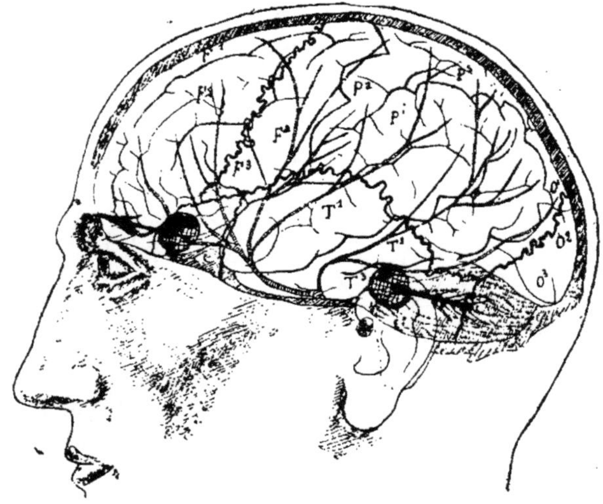

Fig. 3. — Obs. XXVIII.

Plaie par balle de fusil. — Entrée derrière l'oreille droite. — Hémiplégie gauche ; paralysie faciale. — Epanchement extra-dure-mérien temporal. — Trépanation avec conservation du lambeau osseux. — Guérison.

VI. Dure-mère. — Si la dure-mère est intacte, si elle présente sa coloration normale, et si elle est animée de battements isochrones au pouls, on doit la respecter. Il en sera ainsi dans tous les cas d'hématome extra-dure-mérien ou de simple enfoncement de l'os.

Dans tous les autres cas, il faut inciser la dure-mère et nettoyer la plaie cérébrale (1).

J'ai toujours réséqué la dure-mère en laissant une collerette de 5 millim. environ qui dépassait la lèvre de la brèche osseuse, afin

(1) En corrigeant les épreuves de cet article je crois devoir modifier en partie cette façon de voir. Maintenant, après l'expérience acquise dans la guerre actuelle, je respecte presque toujours la dure-mère quand elle est intacte.

d'éviter que le cerveau ne se blesse sur elle. Je n'en ai jamais noté le moindre inconvénient.

Pour les mêmes raisons pour lesquelles la brèche osseuse doit être suffisamment large pour permettre de voir la dure-mère saine, l'incision de la dure-mère doit, elle aussi, être assez large pour qu'on puisse arriver sur la surface cérébrale qui entoure la plaie.

Presque toujours, il existe un épanchement sanguin, plus ou moins considérable, entre le cerveau et la dure-mère, et souvent entre celle-ci et la face interne du cerveau. Il faut enlever soigneusement ces caillots, car ils renferment des esquilles, et souvent des cheveux qui sont toujours infectés.

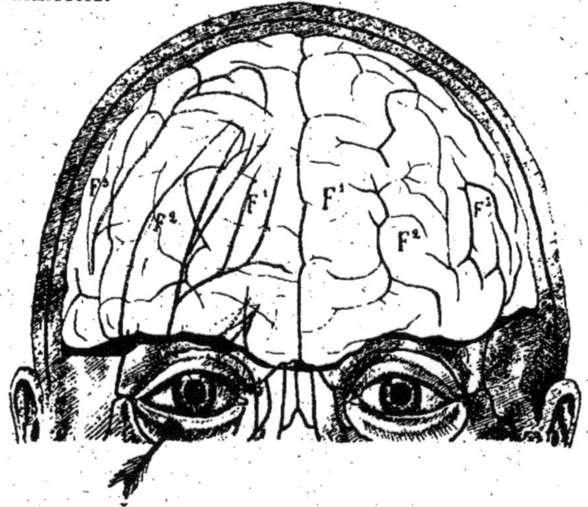

Fig. 4. — Obs. III.

Plaie du crâne par balle de fusil ayant pénétré dans le lobe frontal, après avoir traversé le bulbe oculaire droit. — Trépanation. — Guérison.

VII. Le Cerveau. — L'aspect du foyer cérébral varie suivant la nature et la gravité du traumatisme. On en trouve toutes les variétés, depuis la lésion superficielle et insignifiante due à l'implantation d'une esquille forte, jusqu'au large foyer de contusion, rempli d'une bouillie formée de substance cérébrale mélangée à des caillots de sang.

Les dimensions de la plaie cérébrale tant en étendue qu'en profondeur peuvent être considérables ; et, malgré cela, on voit quelquefois les blessés non seulement survivre, mais, de plus, se rétablir complètement. Ce sont surtout les lobes frontaux qui sont remarquables pour leur tolérance (*Fig.* 4 et 5). Je crois d'ailleurs que tous les chirurgiens qui ont suivi la guerre et qui ont été amenés obligatoirement à effectuer un grand nombre d'interventions pour plaies pénétrantes du crâne s'accordent à dire que le cerveau est un organe beaucoup plus résistant qu'on ne le pense en général. Malheureusement, il n'en est pas de même de la moelle épinière ! Les blessés de la colonne vertébrale avec lésions destructives de la moelle sont la terreur des ambulances, à cause des soins incessants qu'ils nécessitent, à cause de l'odeur infecte qu'ils répandent autour d'eux, et enfin à cause de l'impossibilité d'enrayer l'issue fatale.

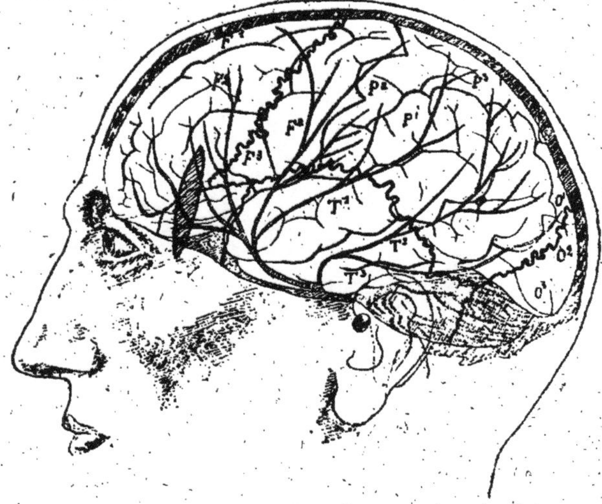

Fig. 5. — Obs. XXVII.
Double plaie du crâne par fragments d'obus : région frontale et mastoïdienne. — Double trépanation. — Extraction du projectile. — Guérison.

Mais il ne faut pas non plus exagérer cette tolérance du cerveau — qui ne s'étend pas sur les régions occupées par les centres — et se croire autorisé de se livrer à des manœuvres prolongées et brutales ; et M. l'Inspecteur général Delorme a bien montré par des expériences sur les cadavres, qu'il est presque impossible de retrouver dans la substance cérébrale le trajet du projectile.

Tous les chirurgiens sont d'ailleurs d'accord aujourd'hui, — nous y avons déjà insisté longuement, — qu'il ne faut jamais et sous aucun prétexte, s'acharner à la recherche du projectile dans les trépanations préventives. Même si on l'avait déjà localisé par les rayons X, même dans ce cas, il ne faut pas aller à sa recherche, pour peu qu'il soit profondément situé. Evidemment, s'il s'agissait d'un blessé présentant des signes cérébraux de localisation et si l'on se trouvait dans un service pouvant disposer d'un bon appareil pour la localisation des balles aux rayons X, il serait téméraire de soutenir qu'il ne faut pas aller le chercher. Mais, pour le moment, nous ne nous occupons que de l'intervention immédiate dans les formations de l'avant (1).

Il n'y a aucun danger d'enlever la bouillie cérébrale. *Je me suis tres bien trouvé en faisant verser sur la surface cérébrale durant toute l'opération, un jet continu de sérum chaud à 37°.*, et je trouve

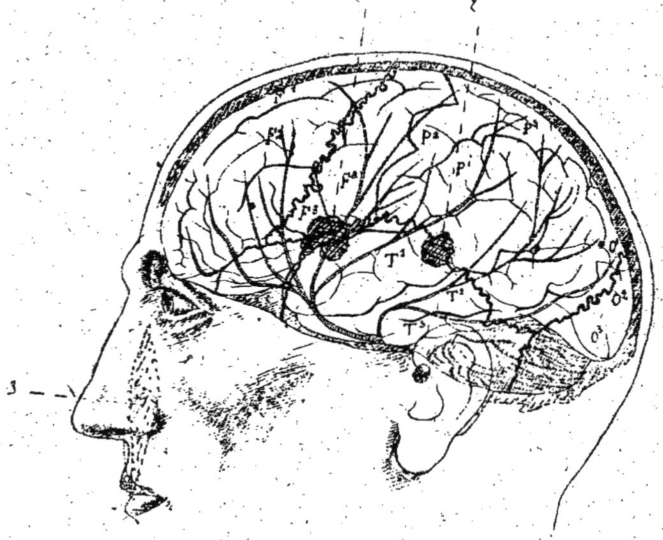

Fig. 6. — Obs. VIII.

Plaies multiples du crâne et de la face par fragments d'obus. Deux plaies au niveau de la région temporale droite (1 et 2), sans orifice de sortie des projectiles. — Hémiplégie gauche. — Trépanation et extraction des projectiles. — Guérison.

que le meilleur moyen de vider les foyers de contusion de leur contenu estencore un jet de sérum sous une pression appropriée. Seul, le tissu trituré se désagrège ainsi. Plusieurs fois quand le foyer était légèrement infecté, je me suis servi de sérum faiblement alcoolisée (5 0/0) et même très légèrement iodé (une cuillerée à dessert de teinture d'iodé dans un litre de sérum alcoolisé ou formolé) (3 p. 1000).

VIII. Le drainage. — En parlant du lambeau cutané, j'ai dit que le drainage doit être assuré au moyen de mèches imbibées de sérum

(1) J'ai essayé depuis de parvenir à l'extraction rapide et sans danger des corp magnétiques à l'aide d'un électro-aimant à extrémité effilée.

physiologique, qui tamponnent lâchement la plaie et sortent par un endroit quelconque de la circonférence du lambeau cutané, laissé sans point de suture à cet endroit. Je tiens à donner sur ce point quelques détails complémentaires.

D'abord, à cause de l'excision de la dure-mère, la surface cérébrale est à nu et se met en communication avec l'extérieur à travers l'orifice cutané de la plaie. La suture systématique de cet orifice permet de supprimer cet inconvénient qui est une menace perpétuelle d'infection. Mais, comment réaliser en ce cas le drainage, et comment éviter

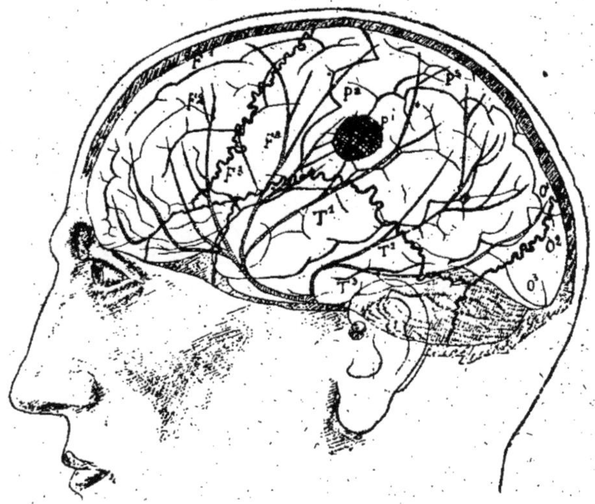

Fig. 7. — Obs. XIV.

Plaie pénétrante par shrapnell de la région temporale droite ; projectile dans le cerveau. — Hémiplégie gauche avec paralysie faciale. — Meningo-encéphalite. — Coma. — Trépanation. — Guérison.

les adhérences entre le cerveau et les téguments, qui menacent de devenir ultérieurement l'origine de troubles nerveux tardifs ?

Pour le drainage, je me sers de mèches étroites et longues, en accordéon, que j'imbibe de sérum physiologique, légèrement alcoolisé, quand la plaie me paraissait infectée ; je la tasse légèrement dans la plaie et en fais sortir l'autre bout par une fenêtre aménagée à côté de la base du lambeau complètement suturé.

Pour éviter d'autre part tout contact entre la face interne du lambeau musculo-cutané et la surface cérébrale, j'y place des mèches également imbibées de sérum.

D'habitude, je ne touche pas au pansement pendant 5 à 7 jours, sans m'inquiéter de l'élévation thermique qui s'observe presque constamment les deux jours qui suivent l'intervention. Dans la grande majorité des cas, je n'ai pas eu de suppuration, ou elle a été insignifiante. Dans les cas où elle a été plus sérieuse, elle a fini par se tarir rapidement. En aucun cas, je n'ai été obligé de découdre le lambeau.

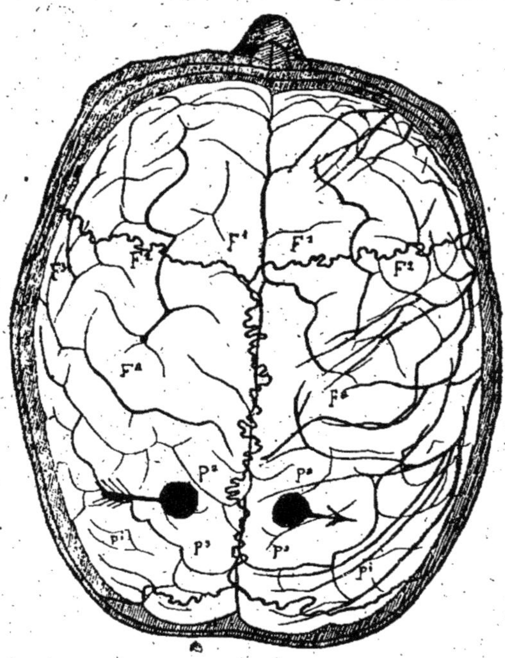

Fig. 8. — Obs. XV.

Plaie tangentielle par balle de fusil, au niveau du bregma. — Paralysie spasmodique. — Épanchement consécutif à la plaie du sinus longitudinal. — Trépanation. — Guérison avec disparition rapide de la paraplégie.

Quant aux orifices cutanés que j'avais suturés, ils se sont toujours cicatrisés très rapidement et sans encombre.

De cette façon, malgré la hernie cérébrale, et les bosses plus ou moins volumineuses qui en résultaient, je n'ai pas eu à déplorer d'accidents infectieux, grâce à la précaution de recouvrir la masse cérébrale.

J'ai revu quelques-uns de mes blessés plus tard à Salonique et à Athènes; la hernie cérébrale avait fini par disparaître graduellement, la substance cérébrale ayant réintégré la boîte crânienne.

Trépanation secondaire. — Je n'ai pas à m'occuper ici des interventions secondaires soit pour des complications infectieuses, soit pour extraction du projectile. Ces cas appartiennent autant à la chirurgie civile qu'à celle de la guerre, à proprement parler. En tout cas, qu'il s'agisse d'abcès ou de méningo-encéphalite traumatique, je crois qu'il faut trépaner très largement pour faciliter le drainage.

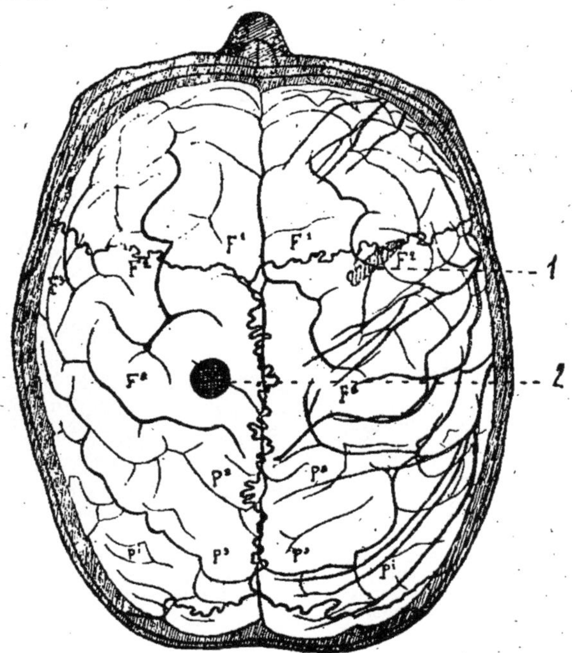

Fig. 9. — Obs. XX.

Plaie de la région temporale-pariétale droite par balle, qui, ayant traversé la paroi crânienne, se trouve sous les téguments (à 1). — Coma. — Paralysie du membre supérieur droit ; paraplégie ; paralysie inférieure droite ; troubles de la déglutition. — Trépanation. -- Mort.

Pour découvrir le foyer de suppuration, qui souvent est très profond, je me sers d'un trocard fin, sur lequel, une fois le foyer trouvé, je guide la lame d'un bistouri fin. J'élargis ensuite la plaie à l'aide d'une pince de Kocher que j'ouvre légèrement pour faciliter la sortie du pus et l'introduction des mèches.

Je ne me suis servi qu'exceptionnellement de drains pour le drainage, parce qu'ils drainent mal et blessent le cerveau ; je leur préfère la lance de caoutchoue ondulée.

STATISTIQUE

De l'étude statistique des 45 cas des plaies du crâne, dont j'ai publié les observations suivent, se dégagent les renseignements suivants (1) :

1º BLESSURES

1º Pourcentage de blessés d'après les projectiles.

Par balle de fusil. 29 sur 45 blessés = 64,5 p. 100.

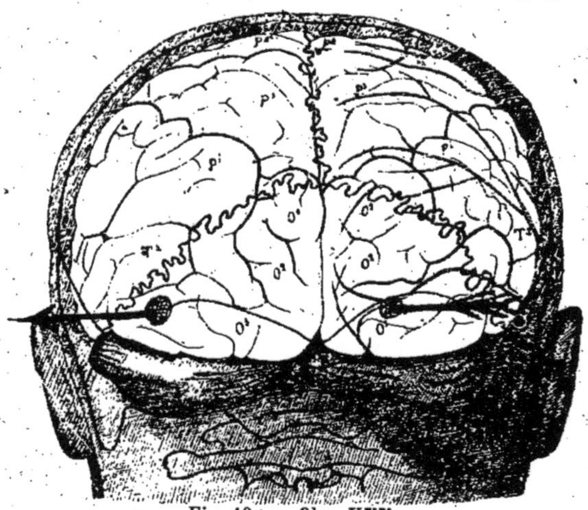

Fig. 10. — Obs. XXX.

Plaie de la région occipitale par balle de fusil. — Légère ataxie. — Cécité complète au début, hemianopsie latérale homonyme droite ensuite. — Intervention. — Guérison avec persistance d'un léger degré d'atasie au membre inférieur droit et de l'hémianopsie.

— shrapnell.. .   6   —   = 13,3   —
— obus explosif   10   —   = 22,2   —

2º Pourcentage des blessés d'après la région.

Région préfron-
tale...........   8 sur 45 blessés = 17,7 p. 100.

Région tempo-
rale..........   24   —   = 53,3   —

Région occipito-
frontale.......   4   —   = 8,9   —

Région occipi-
tale..........   6   —   = 13,3   —

Région mastoï-
dienne,........   3   —   = 6,7   —

(1) Mes blessés m'arrivaient de 3 à 24 heures après leur blessure.

II° **MORTALITÉ**.

1° Relative (par rapport au nombre des blessés).

a) *D'après le projectile :*
    Balle de fusil.... 7 morts sur 29 blessés = 24,1 p. 100.
    Shrapnell....... 0   —   7   —   = 0   —
    Obus explosif.... 3 —   10   —   = 30   —

b) *D'après la région atteinte :*
    Région préfron-
        tale .... 0 morts sur 8 blessés = 0 p. 100.

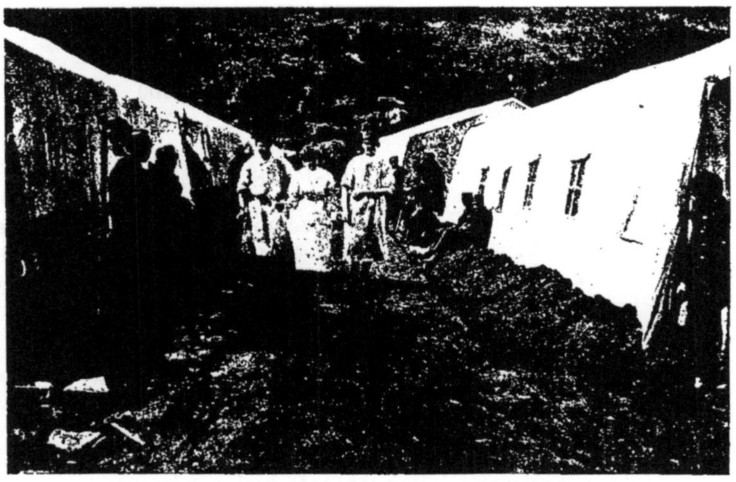

Fig. 11. — Vue de mon Ambulance du Quartier général hellénique, installée en Épire (à Emin-Aga) à cinq kilomètres du front; elle se compose de 20 tentes Bessonneau, de tentes Tortoires et de quelques tentes allemandes, prises aux Turcs.

    Région tempo-
        rale.......... 6   —   24   —   = 25   —
    Région occipito-
        frontale........ 2   —   4   —   = 50   —
    Région occipitale 2   —   6   —   = 33,3 —
    Région mastoï-
        dienne........ 0   —   3   —   = 0

2° Absolue (par rapport au nombre des morts).

a) *D'après le projectile :*
    Par balle de fusil.. ⎞   ⎛ 7 = 70 p. 100.
    Par shrapnell...... ⎬ sur 10 morts ⎨ 0 = 0   —
    Par obus explosif... ⎠   ⎝ 3 = 30   —

b) *D'après la région atteinte* :

Région préfrontale..........	0 morts sur 10 morts.
Région temporale..........	6 — 10 — = 60 p. 100.
Région occipito-frontale......	
Région occipitale	4 — 10 — = 40 —
Région mastoïdienne........	0 — 10 —

c) *D'après l'intervention* :

Intervention primitive :

7 morts sur 43 interventions = 16,3 p. 100.

Intervention secondaire :

3 morts sur 3 interventions = 100 —

Mortalité globale..................... 22,2 —

CONCLUSIONS.

I. — Chez tout blessé du crâne par projectile de guerre, que la plaie soit produite par balle de fusil ou par shrapnell, qu'elle soit perforante ou que le projectile reste inclus dans le cerveau, qu'il y ait ou non des phénomènes nerveux, et même quand le blessé est dans le coma, on doit INTERVENIR IMMÉDIATEMENT ET LARGEMENT.

II. — Il est préférable de pratiquer de grands lambeaux cutanés et d'éviter le débridement simple des orifices d'entrée ou de sortie du projectile au moyen d'incisions cruciales, toutes les fois qu'on est en droit de supposer que la dure-mère est ouverte, et à plus forte raison, quand il y a écoulement de substance cérébrale par la plaie.

III. — La confection de larges lambeaux cutanés circonscrivant les orifices d'entrée ou de sortie du projectile, toutes les fois qu'il est possible, permet de bien se rendre compte des lésions de l'os qui souvent sont beaucoup plus étendues qu'on ne saurait le supposer.

IV. — Etant donné que seul le temps de la confection du lambeau cutané est douloureux on peut et l'on doit même trépaner sous anesthésie locale toutes les fois qu'il n'y a pas contre-indication sérieuse (grand décollement, attrition étendue des parties molles, manque de temps, etc.), *ou* que le malade se trouvant dans le coma, l'on peut se dispenser de toute anesthésie.

V. — Nous croyons que non seulement il faut éviter les incisions cruciales au niveau des orifices d'entrée ou de sortie de la balle, mais au contraire qu'il faut aviver les bords de ces plaies et les suturer après les avoir bien aseptisées à la teinture d'iode. De cette façon, on supprime le parallélisme entre la brèche osseuse et la plaie cutanée et on évite la formation de ces champignons cérébraux à travers la plaie cutanée qui, trop souvent, s'infectent et deviennent le point de départ d'abcès du cerveau et de méningo-encéphalite, causes très fréquentes de mort.

Il ne faut pas perdre de vue que les hernies post-opératoires sont extrêmement fréquentes.

VI. — Le drainage doit être fait à l'aide de mèches imbibées de *sérum* physiologique stérilisé, simple ou légèrement alcoolisé (5 %). Eviter les drains en caoutchouc qui blessent et irritent la substance cérébrale déjà meurtrie et qui, le plus souvent, ne drainent pas. En revanche on peut se servir de caoutchouc ondulé.

VII. — Pour la confection du lambeau osseux, éviter à tout prix l'emploi du ciseau et du maillet. Le crâne fracturé et le cerveau diffluent supportent très mal l'ébranlement qui en résulte. Il faut se servir, à défaut de *trépan mécanique,* du *trépan* et de la *fraise* et de *la scie de Gigli.* C'est la méthode que nous avons employée et dont nous n'avons eu qu'à nous louer.

VIII. — Rechercher patiemment les esquilles et les corps étrangers, septiques, tels que touffes de cheveux, morceaux d'étoffe, etc. Dans cette recherche, il faut se garder dans la mesure du possible de toute manœuvre brutale. Il sera très utile, durant cette exploration, de faire couler un filet de sérum tiède à 37° sur la surface cérébrale.

IX. — Se rappeler toujours que, dans les plaies du crâne, *la désinfection du trajet c'est tout, la balle n'est rien*; par conséquent, il ne faut pas s'acharner à la recherche du projectile, qu'on enlèvera, bien entendu, toutes les fois qu'on le rencontrera.

X. — L'application des rayons X et la localisation du projectile n'est nullement indispensable dans les cas qui nous occupent car, quand même on aurait localisé le projectile, il ne faut pas aller le chercher très loin. Ce n'est que plus tard, s'il n'y a des signes de localisation qu'on pourra pratiquer l'extraction du projectile après localisation précise aux rayons X.

XI. — Les plaies du crâne par projectiles de guerre que nous avons à soigner dans les ambulances ne doivent pas être considérées comme plus graves que celles de la chirurgie civile : parce que les très gravement blessés sont morts sur le champ de bataille, ou durant leur transport, ou enfin pendant les premières heures qui suivent leur admission dans l'ambulance. Par conséquent, on est en droit de tout tenter pour sauver ceux qui survivent.

XII. — L'idée directrice principale dans le traitement des plaies du crâne doit être : *s'efforcer d'éviter l'infection* et mettre tout en pratique pour atteindre ce but. La trépanation précoce constitue le meilleur moyen. Car, lorsqu'une complication infectieuse (abcès du cerveau, méningo-encéphalite traumatique, etc.), s'établit, toute intervention est presque inutile. Rappelons que la mortalité dans les interventions primitives est de 14 à 20 %, tandis que dans les interventions secondaires sur plaies infectées, elle est de 50, 60 et même 100 %.

XIII. — Enfin, même dans les cas désespérés, ainsi que dans les cas infectés, il ne faut pas s'abstenir. C'est la seule chance de salut qui s'offre au blessé et si minime soit-elle, nous n'avons pas le droit de la lui refuser.